MÉMOIRE

SUR

LES HYDROPISIES

SUITES DE FIÈVRES INTERMITTENTES.

Par G. Peyraud,

D. M. P.

Sæpe vero hoc malum (hydrops) per se incipit, sæpe alteri vetusto morbo, maximeque quartanæ supervenit.

A Corn. Celsi medicinæ lib. III, cap. XXI. (edente Haller.)

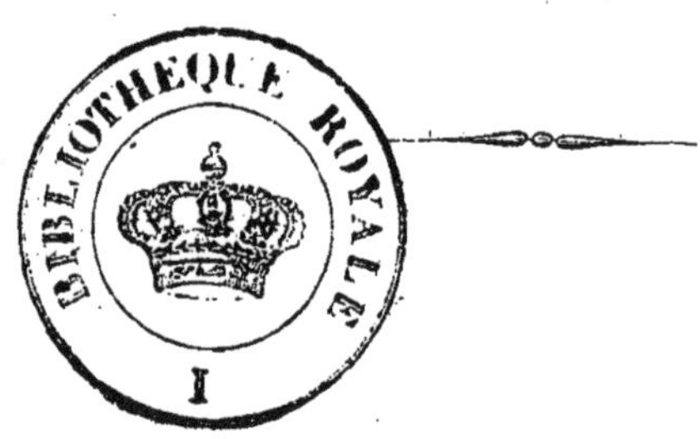

LYON,

IMPRIMERIE DE PÉLAGAUD ET LESNE,

Halles de la Grenette.

1839.

A M. Martin le Jeune,

Chevalier de la Légion d'honneur, docteur en médecine de la Faculté de Montpellier, ancien chirurgien en chef de l'hospice de la Charité de Lyon, médecin consultant du Dispensaire, ancien administrateur de l'hospice de l'Antiquaille de Lyon, président de l'Administration de l'hospice des vieillards de la Guillotière, président du Conseil de salubrité du département du Rhône, président honoraire de la Société de médecine de Lyon, membre de l'Académie des sciences, belles-lettres et arts de la même ville, associé correspondant de l'Académie de médecine de Paris, de l'Académie impériale Joséphine de Vienne en Autriche, et de plusieurs autres Académies et Sociétés de médecine nationales et étrangères.

C'est d'après vos conseils que je publie ce Mémoire, daignez en agréer l'hommage. En m'admettant dans votre intimité, en qualité de secrétaire, vous m'avez donné la faculté, si précieuse, de puiser dans votre longue expérience ces leçons que les livres ne donnent pas et qui sont si nécessaires au jeune médecin dans le début de sa carrière.

Paraissant sous vos auspices, cet opuscule sera, je l'espère, accueilli plus favorablement; et en vous le dédiant, je saisis avec bonheur une occasion de faire connaître quelles ont été vos bontés pour moi, et combien est vive et sincère la reconnaissance que j'en éprouve.

G. PEYRAUD.

MÉMOIRE

SUR

LES HYDROPISIES

SUITES DE FIÈVRES INTERMITTENTES.

> Sæpe vero hoc malum (hydrops) per se incipit, sæpe alteri vetusto morbo, maximeque quartanæ supervenit.
>
> *A Corn. Celsi medicinæ* lib. III, cap. XXI. (edente Haller.)

IL est une espèce d'hydropisie spéciale dans sa cause, qui est toujours une fièvre intermittente non traitée ou rebelle au traitement ; spéciale dans son mode d'existence, sur lequel sont sans influence les médicaments auxquels cèdent ordinairement les autres hydropisies ; spéciale enfin par le mode de traitement qu'elle réclame, et dont le quinquina doit faire la base : tel est le fait que ce Mémoire a pour objet d'établir et de démontrer.

Certes, il y a longtemps que les fièvres intermittentes ont été rangées parmi les causes des hydropisies, et le passage de Celse qui me sert d'épigraphe en est une preuve ; mais il ne faudrait pas croire que l'hydropisie qui survient sous l'influence d'une telle cause est une hydropisie ordinaire. Résultat immédiat de la perturbation que la fièvre occasionne dans les fonctions circulatoires, elle est entretenue par l'état d'atonie dans lequel les accès fréquemment répétés laissent les veines et les vaisseaux absorbants. Cette cause unique suffit ensuite pour neutraliser l'action des excitants spéciaux des voies urinaires, jusqu'à ce qu'on les associe au seul médicament propre à la faire cesser. Peu d'auteurs ont fait remarquer cette corrélation entre l'hydropisie et la fièvre qui l'a produite; corrélation cependant si intime, qu'entreprendre le traitement d'une hydropisie de ce genre sans avoir recours aux toniques fébrifuges, c'est s'exposer d'avance à un insuccès presque certain. Nous verrons plus tard que cet insuccès peut quelquefois servir à ramener le praticien attentif dans la bonne voie. C'est ainsi que parfois les symptômes consécutifs de la syphilis, se présentant sous la forme d'affections simples, ne décèlent leur nature plus maligne, et ne font soupçonner leur origine virulente qu'à l'inefficacité de tous les traitements les mieux combinés et les plus sagement dirigés.

J'avoue que j'ignorais complétement cette liaison si étroite entre la fièvre et l'épanchement qui en est la suite, lorsqu'un cas de ce genre se présenta à mon observation en avril 1838 ; et comme c'est ce fait qui m'a donné la première idée de ce Mémoire, je me hâte de le rapporter.

Observation I.

Le 29 avril 1838, je fus appelé chez M. Roudil, maître charpentier (rue Sala), pour donner des soins à sa fille cadette.

Cette jeune fille, âgée de onze ans environ, née d'une mère morte phthisique plusieurs années auparavant, d'un tempérament lymphatique, d'une constitution délicate, était placée depuis deux ans dans un pensionnat tenu par des sœurs à Rigneux-le-Franc, près de Meximieux (Ain), pays situé sur la lisière de la Bresse d'étangs, assez rapproché de la rivière d'Ain, et à ce double titre souvent en proie aux fièvres intermittentes, endémiques dans cette partie du département. M'étant informé si elle n'avait jamais eu la fièvre, on me répondit positivement que non.

Elle était atteinte d'une anasarque générale, plus marquée surtout aux extrémités inférieures; la peau conservait longtemps l'impression du doigt qui y était enfoncé; la face était bouffie, les lèvres et les paupières enflées, le teint pâle et la température de la peau plutôt froide que chaude; le ventre était volumineux, sans présenter cependant de fluctuation évidente; *la rate n'était nullement gonflée*. La petite malade éprouvait une oppression qui ne lui permettait ni de monter, ni de marcher longtemps, ni même de partager les jeux de son frère et de sa sœur; elle se plaignait aussi de palpitations qui ne se faisaient sentir qu'à des époques variables, cependant l'auscultation ne fit rien découvrir d'anormal dans les fonctions du cœur et des poumons. Le pouls était lent et faible, l'appétit médiocre; la digestion se faisait assez bien, la langue était pâle.

Cette maladie datait déjà de près de deux mois. Divers médecins avaient prescrit des traitements dont les diurétiques faisaient la base exclusive : la scille, la digitale, le sirop de pointes d'asperges, tout avait échoué. Attribuant cet état à une débilité générale, je crus devoir commencer par prescrire l'élixir de Peyrilhe et une tisane amère; mais l'enflure fit de nouveaux progrès, la fièvre s'alluma; et le 5 mai je trouvai la malade abattue, ne pouvant quitter le lit, répondant à peine aux questions qu'on lui adressait. Le ventre météorisé était le siége de douleurs que la pression exaspérait ; la somnolence était continuelle, et interrompue par des cris et de l'agitation.

Du 5 au 9 mai cet état persista, mais la fièvre se régularisa et prit le type quotidien : tous les matins la malade était assez bien, et s'amusait sur son lit ; mais à une heure après midi le mal de tête commençait à se faire sentir, la peau devenait brûlante, la soif vive, la face s'animait. Ces symptômes duraient jusqu'au milieu de la nuit, et étaient suivis seulement alors d'un profond sommeil. Les urines étaient rares et troubles.

L'apparition de cette fièvre quotidienne, jointe à la circonstance importante du séjour antérieur dans un pays aussi fiévreux que la Bresse, me fit renouveler mes questions d'une manière plus précise sur les maladies qu'avait eues déjà cette jeune fille, et je découvris qu'elle s'était plaint quelque temps auparavant *d'un mal de tête qui revenait tous les deux jours*. Après cette découverte, il n'était plus douteux qu'elle avait été atteinte par une fièvre intermittente du genre de celles qui sont endémiques dans le département de l'Ain ; et pensant dès lors que l'anasarque n'était qu'un symptôme secondaire en présence du retour des accès, je me hâtai de profiter de cette circonstance heureuse pour combattre de suite et directement ce qui était sans aucun doute la maladie principale : j'ordonnai donc une potion contenant deux gros d'extrait sec de quinquina et six grains de sulfate de quinine, à prendre par cuillerées à bouche toutes les heures, jusqu'au moment où viendrait l'accès.

Le 9 mai, l'accès vint le soir comme à l'ordinaire, mais déjà mitigé par les quatre cuillerées de la potion qui avaient été prises ; le 10, dès le matin elle en recommença l'usage, et le soir il n'y eut point d'accès. La journée du 11 se passa également bien ; mais le 12 il ne fut plus possible de continuer la potion, qui causait trop de répugnance.

J'avais parlé de ma petite malade à M. le docteur Martin le jeune, qui approuva les idées qui m'avaient dirigé dans mon traitement, et me dit avoir souvent rencontré des cas semblables, et s'être toujours alors très-bien trouvé d'associer quelque purgatif au quinquina.

Je prescrivis donc les pilules suivantes : extrait sec de

quinquina, un gros; rhubarbe en poudre, un scrupule. F. S. A. 24 pilules. — La malade en prendra quatre par jour.

Du 11 au 14 mai l'ordonnance fut ponctuellement exécutée. Les pilules, sans purger précisément, rendaient les selles un peu plus fréquentes qu'à l'ordinaire ; celles-ci étaient peu copieuses, mais liquides. L'anasarque diminua rapidement et à vue d'œil; la peau, auparavant lisse et tendue, redevint flasque; la face maigrit, le nez s'effila, et les membres parurent grêles en comparaison de ce qu'ils étaient ; l'appétit revint et augmenta rapidement. Les 15 et 17 mai je fis purger la malade, ce qui acheva d'entraîner toutes les traces d'anasarque et confirma la convalescence. J'ai su depuis, à deux reprises différentes, que la guérison ne s'était pas démentie, et que la jeune fille continuait à se porter parfaitement.

Il serait difficile de trouver un exemple plus remarquable de la liaison étroite qui existe entre l'anasarque et la fièvre intermittente qui l'a produite. L'enflure, rebelle à tous les traitements, continue ses progrès, jusqu'à ce que la réapparition des accès vienne m'ouvrir les yeux et me faire entrevoir la véritable nature de la maladie ; dès que le fébrifuge est administré, l'anasarque cède comme par enchantement. Mais passons à d'autres observations.

J'ai dit que M. le docteur Martin jeune avait quelquefois rencontré des hydropisies de cette espèce, qu'il avait toujours guéries en les traitant d'après les mêmes principes. Parmi une dizaine de cas que sa longue pratique lui a permis d'observer, il n'a retrouvé dans ses notes que les détails du suivant, qu'il a bien voulu me permettre d'insérer ici.

Observation II.

M. Légéas, âgé de 46 ans, faisant valoir une propriété située dans la commune de Bénost, à demi-lieue de Miribel (Ain), était dans l'habitude d'aller fréquemment pêcher dans une petite rivière peu éloignée de sa demeure, et par conséquent se mouillait souvent; son habitation était entourée de beaucoup d'eaux stagnantes: aussi avait-il souvent été atteint des fièvres endémiques dans cette partie du département.

Au commencement de septembre 1827, une nouvelle fièvre intermittente se déclara, qui d'abord tierce, devint double-tierce, et alterna ensuite entre ces deux types. A la fin de novembre, M. Viricel le jeune, son médecin, la combattit infructueusement par le sulfate de quinine.

Dès lors le foie s'engorgea, devint douloureux, les membres s'œdématièrent, et, dans les premiers jours de janvier 1828, on commença à reconnaître dans le ventre une ascite qui acquit bientôt un développement énorme. Les apéritifs de tous genres furent employés sans succès pour combattre cette infiltration générale. Les urines, troubles, épaisses et déposant un sédiment briqueté, devinrent de plus en plus rares; l'enflure s'étendit aux membres supérieurs, et la gêne de la respiration faisait craindre l'affection consécutive des séreuses de la poitrine.

Appelé en consultation le 25 janvier (continue M. Martin), je considérai l'anasarque et l'ascite comme symptomatiques de la fièvre intermittente, et nous décidâmes avec son médecin de renoncer aux apéritifs, dont l'effet avait été nul jusqu'à ce jour, et d'administrer le quinquina en substance, combiné avec la magnésie et la crême de tartre, d'après la formule suivante :

(R. bon quinquina en poudre, une once; magnésie de sel d'Epsom, un gros; crême de tartre soluble, deux gros.—Mélez et divisez en 18 prises égales.)

Le malade en prit une de deux heures en deux heures, délayée dans une demi-tasse de décoction de chardon étoilé.

Ce remède détermina dès le second jour des selles séreuses très-abondantes; les urines moins troubles furent rendues en plus grande quantité, le ventre s'affaissa, l'oppression diminua, l'œdème des membres ne fit plus de progrès. On continua la même médication avec un succès toujours croissant; l'ascite, l'anasarque et l'engorgement du foie diminuèrent rapidement, et au bout de deux mois la guérison fut complète.

Dans cette observation comme dans la précédente, l'incurabilité de l'hydropisie par tout autre moyen que celui propre à attaquer la nature même de la fièvre productrice, est aussi bien démontrée que possible. Après l'avoir lue, il ne reste plus de doutes que le salut du malade n'a dépendu que de l'abandon des apéritifs pour les remplacer par le quinquina.

Quelque concluantes que soient ces deux observations, elles ne suffiraient certainement pas pour prouver la proposition qui fait le sujet de ce Mémoire; mais on en trouve un grand nombre d'autres semblables dans différents auteurs : presque tous, il est vrai, les rapportent sans les considérer sous le même point de vue que moi, c'est-à-dire, de la liaison intime qui existe entre l'épanchement qui n'est que l'effet, et la fièvre qui est la cause, et qu'il faut combattre pour obtenir l'absorption. Strack, médecin de Vienne, auteur d'un traité couronné en 1784 par l'Académie des sciences, belles-lettres et arts de Dijon, et intitulé : *Observationes medicinales de Febribus intermittentibus, et quâ ratione eisdem medendum sit*, est presque le seul auteur qui ait bien approfondi cette question éminemment pratique; son ouvrage, écrit en assez mauvais latin, et qui n'a pas été traduit en français, que je sache, contient un chapitre entier consacré aux hydropisies suites de fièvres intermittentes.

« L'hydropisie, dit Strack, est souvent la suite « de fièvres prolongées, soit qu'elle prenne le carac- « tère de l'ascite, soit qu'elle revête celui de l'ana- « sarque.................. Rien n'est plus absurde que

« l'opinion de quelques-uns qui se sont persuadé « que cette hydropisie était le résultat de l'emploi « de l'écorce du Pérou ; car si l'on y a recours de « bonne heure, elle prévient l'hydropisie, et la gué- « rit si elle existe déjà. Le succès ne couronne jamais « le traitement qu'ont proposé quelques auteurs « avec des raisonnements assez plausibles, qui con- « siste à employer les apéritifs et à rappeler la fièvre « au moyen des purgatifs, si déjà elle a disparu, « afin qu'elle favorise la cure de l'hydropisie, ce qui « n'aboutit qu'à augmenter le mal. »

A l'appui de ces réflexions, Strack rapporte huit observations que je vais analyser succintement, quoique déjà fort courtes dans cet auteur.

Observation III.

(79me de Strack, pag. 125 et suiv.)

Le 13 août 1748, un homme de 36 ans, après une fièvre tierce, qu'il avait gardée pendant quatorze jours sans faire aucun traitement, devint enflé de la tête aux pieds. Strack le purge, et prescrit les diurétiques : mais l'état du malade empire, l'hydropisie augmente, les forces s'abattent. Strack alors a recours à l'écorce du Pérou, qui guérit la fièvre le troisième jour, et l'hydropisie, le huitième. L'appétit revint, et le retour à la santé fut complet. « Ce qui paraîtra le plus éton- « nant, ajoute-t-il, et ce que je n'ai observé dans la suite « chez aucun autre malade, c'est qu'il ne se fit aucune éva- « cuation notable de liquides. »

Observation IV.

(80me de Strack.)

Il s'agit d'un jeune homme de 20 ans, qui, après avoir eu quatre fois, dans l'espace de trois ans, des hydropisies dont on l'avait toujours guéri, tantôt par des diurétiques, tantôt par des cathartiques, fut pris en 1753, six mois après sa dernière rechute, d'une fièvre quarte que l'on abandonna à elle-même, dans la pensée que sous son influence « les humeurs « nuisibles du corps, qui avaient si souvent fait naître l'hy- « dropisie auparavant, pourraient être dissoutes d'abord, « et entraînées ensuite par la sueur. » Mais lorsque la fièvre eut duré six semaines, les pieds commencèrent à enfler, puis le ventre, et une volumineuse ascite se déclara. Strack employa alors de fortes doses d'écorce du Pérou, et les continua longtemps. Elles délivrèrent complétement le malade et de la fièvre et de l'hydropisie, et lui rendirent la santé.

On peut faire à cette observation une objection au-devant de laquelle je dois aller. Ce jeune homme avait eu déjà quatre hydropisies en trois ans; cette facilité si grande que présentait son organisme à se laisser infiltrer, n'était-elle pas le résultat d'une maladie du cœur, et alors, la guérison obtenue par le quinquina a-t-elle été bien durable? Je n'ai point à examiner quelle a été la cause des hydropisies antérieures de ce sujet : il me suffit que la cinquième rechute ait été la suite d'une fièvre quarte que l'on abandonna à elle-même systématiquement; le quinquina administré par Strack guérit le malade en attaquant la fièvre, principe de cet épanchement : voilà tout ce que cette observation doit prouver. Maintenant, y avait-il maladie du cœur, ou non? Strack n'en dit rien, et la discussion de cette question serait étrangère à mon sujet.

Au reste, si cette observation n'est pas aussi concluante qu'on pourrait le désirer, on n'aura pas le même reproche à faire aux suivantes.

Observation V.

(81me de Strack.)

En octobre 1748, une fille de 50 ans, depuis longtemps tourmentée par une fièvre quarte, s'en était guérie à l'aide de remèdes qu'elle ne sut pas indiquer. Dès ce moment elle commença à enfler. Elle combattit cette anasarque par un électuaire hydragogue ; malgré cela l'enflure fit des progrès, et s'étendit à tout le corps. La malade était en outre fort débile, les aliments lui causaient des nausées, et tous les trois ou quatre jours, comme par un retour périodique, elle était en proie à une abondante sueur. L'écorce du Pérou, administrée à haute dose, pendant quatorze jours, la guérit complétement.

Observation VI.

(82me de Strack.)

En novembre 1748, une fille de 58 ans était atteinte, depuis dix-huit semaines, d'une fièvre intermittente quotidienne, que son médecin se garda bien de traiter par le quinquina qu'il redoutait extrêmement. La malade enfla depuis les pieds jusqu'à la poitrine. On tenta sa guérison par un électuaire hydragogue qui exaspéra la fièvre, et l'hydropisie s'étendit à tout le corps. La malade ne pouvait plus supporter les aliments et les rendait aussitôt par le bas, mal digérés, d'où s'en suivit une extrême faiblesse.

Strack donna à cette malade du quinquina uni à de la noix muscade, et lui fit prendre du vin diurétique. Ce traitement combattit avec un égal succès et la fièvre et la faiblesse des voies digestives. L'appétit revint, les selles reprirent leur dureté et leurs formes normales; et lorsqu'elle eut pris du quinquina pendant quatre semaines, la malade se trouva parfaitement guérie.

Observation VII.

(83me de Strack.)

En 1751, une femme qui avait été malade pendant sa grossesse, perdit subitement ses forces aussitôt après ses couches, éprouva des nausées, une chaleur forte de la peau, une soif vive, des sueurs fréquentes. Le sommeil devint pénible et agité par des rêves effrayants; les lochies diminuèrent. Son médecin la traita pendant quatorze jours avec des médicaments terreux et diaphorétiques; et comme leur action était nulle, il la laissa privée de tout secours pendant quatre semaines. Les symptômes s'aggravèrent, les lochies se supprimèrent; les mamelles, auxquelles le lait ne se portait plus, se flétrirent; et ce qui contribua le plus à abattre le peu de forces qui lui restait, c'est que des douleurs aiguës s'emparèrent des membres, et les parcoururent tous successivement. Enfin, les pieds et les jambes s'infiltrèrent, une ascite se déclara, mais le reste du corps présentait une maigreur effrayante. Enfin, une toux sèche survint et continua pendant toutes les nuits.

Strack considéra cette maladie comme le résultat d'une fièvre intermittente irrégulière, qui n'avait rien de fixe ni de certain dans sa marche. Il eut recours à l'écorce du Pérou, qui la guérit parfaitement en quatorze jours. Son lait, qu'elle avait perdu déjà depuis sept semaines, lui revint assez bon et assez abondant pour lui permettre de nourrir son enfant.

On ne se rend pas facilement compte des motifs qui portèrent Strack à penser que l'hydropisie de cette femme était le résultat d'une fièvre intermittente irrégulière; car l'analyse exacte des symptômes qu'a présentés cette malade, prouve qu'ils ne sont autres que ceux d'une métro-péritonite qu'a exaspérée le traitement bizarre suivi par le médecin qui précéda l'auteur. Si néanmoins le quinquina a guéri l'hydropisie, il l'a fait par sa vertu tonique, en relevant les forces abattues de la malade, épuisée par deux mois de souffrances; ce qui a suffi pour ranimer l'action des vaisseaux absorbants.

Je reprends les observations de Strack.

Observation VIII.

(84me de Strack.)

En décembre 1749, un jeune homme de 20 ans, pauvre, mal nourri, est atteint d'anasarque et d'ascite à la suite de fièvres intermittentes qu'il avait gardées longtemps. Après l'avoir purgé par un émétique en lavage, Strack lui fit prendre du quinquina, et toute la sérosité fut évacuée par les urines.

Observation IX.

(85me de Strack.)

En décembre 1761, une pauvre femme de 22 ans, vivant depuis longtemps dans la misère, devint hydropique à la suite d'une fièvre intermittente qu'elle avait négligé de traiter pendant trois mois. Strack fit pratiquer aux grandes lèvres, dont l'enflure était énorme, des mouchetures, par lesquelles s'écoula beaucoup de sérosité ; et il commença à la traiter par l'écorce du Pérou.

La première once de ce médicament relâcha le ventre, et lui fit rendre plusieurs selles impures et mélangées de beaucoup de vents ; la seconde supprima la fièvre, et fit renaître l'appétit ; la troisième provoqua les urines, par lesquelles s'écoula toute la sérosité surabondante ; et la quatrième, enfin, rendit complétement la santé.

Observation X.

(86me de Strack.)

Une femme de 58 ans, pauvre, et depuis longtemps malade par manque de nourriture suffisante, fut prise, à la fin de février 1752, d'un violent point de côté, avec difficulté de respirer, angoisse précordiale, chaleur de la peau, soif, insomnie. On lui pratiqua une saignée, et des fomentations émollientes furent faites sur le côté malade. On y joignit beaucoup d'autres remèdes qui, au bout de quelque temps, amenèrent du soulagement.

Cependant la chaleur de la peau, la soif, les nausées et la

difficulté de respirer continuèrent ; une transpiration nocturne s'y joignit, et la maladie prit comme un caractère rémittent ; puis, la fièvre s'accrut et présenta des exacerbations dont le retour était fixe. Strack ordonna l'écorce du Pérou. La malade en prit assez pour diminuer la fièvre, mais pas assez pour la guérir tout à fait. La fièvre revint, et avec elle une terrible hydropisie. L'abondance des eaux dans le ventre était telle, qu'au moindre mouvement du corps on pouvait non-seulement en sentir, mais en voir la fluctuation. La sérosité s'accumula aussi dans ses pieds et dans ses jambes, au point que la peau de ces parties en devenait luisante, et menaçait de se rompre. La fièvre augmenta, on revint donc à l'écorce du Pérou qui, après avoir coupé la fièvre, guérit l'hydropisie en augmentant les urines ; et lorsque la malade en eut pris quatre onces, la santé revint meilleure qu'elle n'était avant cette maladie.

Tels sont les faits dont Strack s'appuie pour avancer qu'il est un certain nombre d'hydropisies que le quinquina seul peut guérir, et quoique dans deux d'entre eux (les observations IV et VII) on puisse contester sur le principe même de l'hydropisie, et rattacher celle-ci, dans le premier cas, à une maladie du cœur, et dans le second à une métro-péritonite ; dans les six autres observations, la liaison de l'hydropisie à la fièvre intermittente est si évidente, et dans toutes, la cure obtenue par le quinquina est si décisive, qu'on n'a aucune objection à opposer lorsque l'auteur s'écrie dans son enthousiasme : « Ils nuisent donc « aux malades, ceux qui s'efforcent de combattre « de semblables hydropisies par des drastiques, qui « [illegible]aspèrent la fièvre lorsqu'elle existe, et la rappel« lent lorsqu'elle a cessé ; » et lorsque, après avoir recommandé l'usage exclusif du quinquina dans ces cas-là, il ajoute : « Aucun de ceux que j'ai guéris de « cette manière n'est redevenu hydropique dans la « suite, même ceux que j'ai traités il y a plus de « trente ans; » on ne peut se défendre de reconnaître qu'il a précisé là une indication fort juste, et qu'on ne saurait mieux faire que de suivre, le cas échéant.

Peu d'années après l'ouvrage dont je viens d'extraire quelques passages, parut, dans le Journal de Médecine militaire, rédigé par Dehorne (juillet 1787), un mémoire de M. Gérard, médecin de l'hôpital militaire d'Haguenau, ayant pour titre : *De l'emploi du quinquina dans les fièvres intermittentes compliquées d'anasarque, d'ascite, de toux, de flux dyssentérique.* On y trouve la confirmation formelle, également appuyée sur des faits, de l'opinion de Strack; et ce qui lui donne plus de prix encore, c'est que l'auteur français paraît n'avoir aucune connaissance de l'ouvrage de l'auteur allemand; ce qui s'explique parfaitement par ce fait, que la présentation du traité de Strack à l'Académie de Dijon, en 1784, peut bien n'avoir pas été suivie de sa publication immédiate. Quoi qu'il en soit, M. Gérard, s'appuyant sur l'opinion de Morton, de Torti, de Bœler, de Werlhoff, établit que quelle que soit la nature de la complication que présente la fièvre, on doit toujours administrer le quinquina. A l'appui de ces préceptes, il cite plusieurs faits, dont quelques-uns rentrent si bien dans le cadre que je me suis tracé, que je ne puis m'empêcher de les analyser.

Observation XI.

(1re de M. Gérard, ouvrage cité, tom. VI, pag. 325.)

Philippe Reissing, brigadier dans un régiment de hussards, âgé de 50 ans, d'un tempérament sanguin, entra à l'hôpital d'Haguenau le 19 octobre 1783. Il avait été, quinze jours avant, atteint d'une fièvre tierce qu'on combattit avec des purgatifs répétés, qui ne servirent qu'à la rendre double-tierce, type qu'elle conservait encore lors de son entrée. Il était enflé de tout le corps; la fluctuation était déjà sensible dans le bas-ventre, qui était douloureux au toucher. L'oppression était considérable, les urines rouges, briquetées, peu abondantes, la soif vive même hors le temps des accès; il y avait céphalalgie, la face était rouge, le pouls plein. M. Gérard, trouvant là des symptômes de pléthore, fit pratiquer une saignée et prescrivit une boisson acidulée.

La fièvre parut un peu diminuée, quoique conservant son même type; mais l'enflure et la fluctuation du bas-ventre allèrent en augmentant, ainsi que l'oppression, malgré l'emploi de l'oxymel scillitique et du kermès. Au bout de trois semaines la fièvre reprit son type tierce, et ses accès redoublèrent de violence. Comme l'oppression était extrême, on pratiqua la ponction de l'abdomen, au moyen de laquelle on tira deux ou trois pots d'une eau roussâtre. La respiration devint plus facile; mais les urines ne coulèrent pas mieux, et restèrent toujours troubles et chargées en couleur. Le petit-lait nitré les rendit claires et limpides, mais n'en augmenta pas la quantité. Le bas-ventre se remplit de nouveau, et le danger de suffocation revint au même degré que précédemment.

Dans cette détresse, et vu le danger que le malade courait si la fièvre subsistait encore avec la même violence, M. Gérard n'hésita pas à administrer une once de quinquina dans un opiat avec le sirop de roses solutif. Le succès fut aussi rapide qu'on pouvait le désirer : dès les premières prises de cet opiat, le malade urina un peu plus, et l'accès suivant étant faible, le danger de suffocation fut moindre; au bout de trois jours, le ventre avait déjà sensiblement diminué de volume. Après quelques accès la fièvre se trouva complétement guérie, mais on continua l'opiat pendant trois semaines, au bout desquelles l'enflure disparut complétement, l'appétit revint, et quelques jours après le malade fut mis au régime des convalescents.

Observation XII.

(3me de M. Gérard, pag. 338.)

Mathias Joeger Huber, soldat au régiment de Lamarck, fut évacué, le 26 décembre 1784, de l'hôpital de Strasbourg sur celui d'Haguenau. Il était attaqué depuis longtemps d'une fièvre quarte, qui avait fini par déterminer l'enflure de tout le corps; l'ascite était annoncée par une fluctuation non équivoque; il toussait avec douleur de poitrine, il urinait peu. On le mit de suite à l'usage des pilules scillitiques et d'un apozème a péritif, qu'on remplaça plus tard par le petit-lait nitré et une potion avec l'oxymel scillitique, le tout sans succès. L'enflure continuait ses progrès. La fièvre conservant toujours son même type, M. Gérard eut recours au quinquina sous forme d'opiat; dès ce moment les urines devinrent abondantes, l'enflure disparut, et le malade sortit complétement guéri en avril suivant.

Observation XIII.

(4me de M. Gérard, pag. 340.)

Ignace Hohmann, du régiment de Royal Hesse-Darmstadt, entre à l'hôpital d'Haguenau le 13 octobre 1783, avec une fièvre tierce compliquée d'ascite et d'anasarque. On tenta l'usage des apéritifs amers et salins sans succès; l'enflure subsista, quoique le ventre fût très-lâché. Vers la fin du mois, la fièvre devint double-tierce, et s'accompagna de soif et d'une chaleur extrême : les délayants calmèrent ces symptômes, rendirent les urines plus claires, mais furent sans effet sur la fièvre et sur l'enflure. M. Gérard prescrivit alors le bol *in quartanis* des formulaires. Les accès étant longs, les intermissions fort courtes ne laissaient guère au malade que le temps d'en prendre deux par jour. Cette dose, quoique faible, diminua cependant la longueur des accès, et produisit une évacuation d'urine assez abondante, avec soulagement et diminution de l'hydropisie. On porta alors la dose à quatre bols dans chaque intermission, au moyen desquels la fièvre disparut insensiblement avec l'hydropisie en quinze jours ; et le 2 décembre suivant, le malade put rejoindre son régiment.

Observation XIV.

(6me de M. Gérard, pag. 343.)

Joseph Liotier dit Dauphiné, chasseur au régiment d'Agénois, entra à l'hôpital d'Haguenau le 2 mars 1784. A son arrivée il avait le ventre prodigieusement enflé, avec fluctuation sensible et œdème des jambes. Tous ces symptômes ne pouvaient être attribués qu'à une fièvre quarte qui datait de longtemps et qui durait toujours. Aussitôt après le deuxième accès qu'il eut à l'hôpital, M. Gérard le mit à l'usage du quinquina sous forme d'opiat, dont il prit un gros toutes les deux heures. La fièvre ne parut plus ; les urines, qui n'avaient jamais été que peu abondantes, le devinrent alors extrêmement : l'hydropisie disparut en proportion, et dès le 20 du même mois il était totalement désenflé et sans fièvre.

Parmi les observations dont se compose le Mémoire de M. Gérard, je me borne à ces quatre qui viennent parfaitement à l'appui de celles de Strack, pour prouver que toute hydropisie suite de fièvre intermittente cède avec une facilité extrême au quinquina. Peut-être trouvera-t-on qu'elles n'établissent pas aussi bien l'incurabilité de l'hydropisie par tout autre moyen ; mais on observera qu'en les publiant, M. Gérard n'avait pour but que de démontrer que la complication de la fièvre intermittente, soit avec l'hydropisie, soit avec la toux ou la dyssenterie, ne devait pas empêcher de recourir de suite au fébrifuge; et l'on ne niera pas que ces faits ne soient tous très-concluants. D'ailleurs, dans tous, les apéritifs et les diurétiques ont été employés dans les premiers jours sans succès ; et la rapidité avec laquelle l'hydropisie a disparu dès que le quinquina a été administré, prouve bien que c'était là la véritable médication et la seule qui convînt.

Dans le numéro d'octobre 1787 du même Journal, on trouve un mémoire de M. Lorentz, premier médecin et surveillant des hôpitaux militaires de Corse, lequel est intitulé : *Apercu médico-topographique de la ville de Bastia, avec des observations sur le climat et sur les fièvres intermittentes et malignes.* Parmi les observations que ce mémoire renferme, j'extrais la suivante, que j'abrégerai autant que possible, car la prolixité de l'auteur ne me permettrait pas de la rapporter textuellement.

Observation XV.

(1re de M. Lorentz, ouvr. cité, tom. IV, pag. 444.)

Bourguignon, soldat du régiment du Maine, âgé de 36 ans, d'un tempérament bilieux, ayant toujours joui d'une bonne santé depuis qu'il était au régiment, détaché à St-Florent, ville malsaine, tant à cause du voisinage d'un marais que par les variations subites de température auxquelles elle est sujette, fut transporté à Bastia, le 6 novembre 1785, attaqué d'une fièvre tierce que l'on qualifia de maligne. On le mit à l'usage d'une décoction de quinquina, dont le malade ne prit qu'une quantité insuffisante, à cause de la répugnance que cette boisson lui causait ; aussi les accès persévérèrent-ils. M. Lorentz ayant quitté momentanément le service de l'hôpital, Bourguignon en sortit, éprouvant des accès de fièvre de temps en temps, et qu'il eut grand soin de cacher. En janvier, la fièvre prit le type quarte, et Bourguignon rentra à l'hôpital.

Dès lors il perdit ses couleurs, ses forces, son appétit; ses jambes et ses cuisses devinrent le siége d'un œdème qui augmentait après chaque accès; le ventre était le siége d'une fluctuation sensible.

M. Lorentz, persuadé de la nécessité de combattre la fièvre quarte avec le fébrifuge spécifique, et bien convaincu que l'hydropisie ne pouvait disparaître qu'après la cessation de la fièvre, mit ce malade à l'usage de prises de quinquina et de magnésie mélangées à parties égales (deux onces pour 14 paquets).

Bourguignon commença à les prendre à la dose de quatre paquets par jour, le 4 mars. Le 9 la fièvre disparut tout à fait, et le 12 il y avait déjà une grande diminution dans l'enflure qui n'existait presque plus. Les prises déterminaient des selles abondantes, en même temps qu'elles augmentaient d'une manière notable la quantité des urines. Du 20 au 30 mars il y eut suspension du remède; mais, dans le courant d'avril, on y revint à trois reprises différentes pour prévenir tout retour de la fièvre; et en mai ce militaire sortit de l'hôpital, bien rétabli.

Cette observation, qui a beaucoup d'analogie avec celles de M. Gérard, est donnée par M. Lorentz comme une preuve de l'efficacité d'un fébrifuge à l'invention duquel il attache une grande importance (le quinquina uni à la magnésie). Sans discuter la question de savoir si ce mélange augmente la force fébrifuge de l'écorce du Pérou, nous y verrons une preuve bien convaincante de l'efficacité du quinquina contre les hydropisies suites de fièvres intermittentes; car à lui seul appartient l'honneur de cette cure : la magnésie n'a agi que parce qu'elle lui était associée. Tout purgatif, en effet, ne sollicite les évacuations et n'ouvre les voies aux fluides épanchés, que lorsque le quinquina, s'attaquant au principe encore inconnu de la fièvre, fait cesser, par là même, la cause qui entretient l'inaction des vaisseaux absorbants. Au reste, les observations de Strack et de M. Gérard ont assez prouvé que le quinquina administré seul guérit constamment ces hydropisies, tandis que les purgatifs administrés avant lui avaient échoué, pour qu'il ne reste plus d'incertitude sur l'agent auquel on doit rapporter la guérison.

Dans le 74me volume du Journal général de Médecine (pag. 331), je trouve une observation du même genre, présentée à la Société de Médecine de Paris, dans sa séance du 19 décembre 1820, par M. Carron, médecin à Annecy, professeur honoraire de médecine à l'université de Turin : la voici en substance.

Observation XVI.

Une dame âgée de 52 ans, d'un tempérament sanguin et nerveux, ayant cessé depuis deux ans d'être réglée, et ayant joui constamment d'une bonne santé, fut atteinte, dans le mois de juin 1812, d'une fièvre intermittente tierce, dont les accès étaient prolongés. Cette fièvre fut dans les premiers temps combattue par des émétiques et des purgatifs réitérés, qui parurent d'abord diminuer l'intensité des accès. On mit ensuite la malade à l'usage des fébrifuges indigènes. Ces moyens ne réussirent point à emporter la fièvre, qui tout à coup prit le type de double-tierce. Cet état de choses durait depuis plus de trois mois et demi, et la constitution de la malade commençait à s'altérer considérablement. A l'amaigrissement du corps se joignit la décoloration de la peau; le visage devint plombé, l'appétit se perdit entièrement, les digestions devinrent laborieuses; les viscères de l'abdomen, surtout le foie, augmentèrent sensiblement de volume; les extrémités inférieures commencèrent à s'œdématier, la fluctuation d'un liquide était très-sensible dans l'abdomen.

Cependant la fièvre conservait le type de double-tierce ; chaque accès, régulièrement plus fort un jour que l'autre, débutait toujours par un léger frisson, et se terminait par une légère sueur. Hors le temps des accès, il restait une fréquence marquée du pouls, et de la sécheresse dans la paume des mains ; la région du foie était très-douloureuse à la pression. M. Carron, appelé en consultation à cette époque, pensa que le quinquina était le seul remède qui pût donner quelque espoir de guérison. La malade éprouvait contre ce remède une répugnance qui tenait au préjugé ; son médecin ordinaire la croyait trop faible pour pouvoir le supporter. M. Carron triompha de ces résistances, et la malade, qui connaissait tout le danger de sa situation, commença, aussitôt après la terminaison de l'accès, l'usage de la trituration du quinquina à la Perceval (1). Elle en prit d'abord une cuillerée à bouche toutes les heures, pendant l'apyrexie : son estomac ne parut point répugner à cette préparation. Dès le second jour on doubla la dose. Au bout de cinq jours elle prenait, dans l'intervalle des accès, une once et demie de quinquina préparé ; au bout de six jours, la durée des accès avait diminué considérablement, et la malade prenait avec plaisir quelques cuillerées de bouillon de viande. Après dix jours de l'usage de cette teinture, il n'y eut plus de vestiges d'accès. Les urines, qui jusque-là avaient été rares et briquetées, commencèrent à devenir limpides, et à couler en abondance. En continuant l'usage de ce remède, l'œdématie disparut, la fréquence du pouls diminua, l'appétit

(1) Trituration dans un mortier d'une once de quinquina en poudre dans douze onces d'eau que l'on n'y verse que de temps en temps et par petites doses; au bout de 40 minutes on cesse la trituration pour filtrer à travers le papier brouillard ; après quoi on l'aromatise avec de l'eau distillée de menthe ou de fleurs d'oranger.

Cette préparation est très-limpide, agréable à la vue, et conserve le goût amer du quinquina.

se rétablit, les selles devinrent plus régulières et plus naturelles, et au bout d'un mois les forces revinrent ainsi que l'embonpoint.

M. Audouard, rapporteur de cette observation à la Société de Médecine de Paris, la fait suivre de réflexions remarquables, par l'embarras qu'elles décèlent, chez un médecin physiologiste qui veut concilier son système avec un fait qui le contredit, mais qu'il ne peut nier. « M. le docteur Carron, dit M. Audouard, est trop bon praticien pour ne pas s'avouer à lui-même, que dans une fièvre intermittente ancienne il ne convient pas de donner les mêmes quantités de fébrifuge que dans celle qui serait d'une date récente, et qu'on s'en abstiendrait encore plus dans le cas où elle serait compliquée d'hydropisie. Dans cette dernière espèce, la bonne pratique veut au contraire qu'on ménage la sensibilité et l'irritabilité des organes gastriques, etc. » Cependant M. Carron a donné le quinquina, et la malade a guéri. Comment concilier cette conduite avec l'éloge que lui donne le rapporteur? rien de plus facile : la trituration du quinquina dans l'eau froide n'est pas fébrifuge, parce que l'eau ne dissout ni la cinchonine, ni la quinine, dans lesquelles seulement réside la propriété fébrifuge; donc la malade n'a pas pris, à proprement parler, du quinquina (voy. pag. 338 et 339). Mauvais subterfuge! pur sophisme inspiré par l'envie d'échapper à une conséquence désastreuse pour un système! L'eau ne dissout pas plus à chaud qu'à froid la cinchonine et la quinine, et cependant les infusions et décoctions de quinquina ont toujours été regardées comme un fébrifuge ; et MM. Deyeux, Thénard et Vauquelin ont reconnu que la cinchonine, tout insoluble qu'elle est, se retrouve cependant dans ces infusions et décoctions, parce qu'elle est unie dans le quinquina à un acide qui la rend soluble. Pourquoi la macération à froid du quinquina ne jouirait-elle pas de la même propriété? et certes, la trituration du quinquina pendant quarante minutes, a bien une action aussi énergique que la chaleur seule, pour mettre en rapport les molécules de cinchonine et les molécules d'eau, et pour les combiner ensemble. Disons donc que c'est bien comme fébrifuge que le quinquina a agi chez la malade du docteur Carron. Je n'ai point à discuter si la forme sous laquelle on l'a administré est préférable aux autres, il suffit qu'il soit entré assez de quinquina dans son économie pour qu'il ait pu neutraliser le principe de la fièvre, et réveiller l'action des vaisseaux absorbants.

Et d'ailleurs, qu'a donc cette observation d'extraordinaire pour se donner tant de peine à prouver que la macération du quinquina n'est pas fébrifuge? Est-elle donc nouvelle? mais toutes celles que j'ai citées jusqu'ici sont, à part deux, antérieures en date, et l'on a droit de s'étonner que le rapporteur de la Société de Médecine n'ait pas eu connaissance au moins du mémoire de Strack. Il y aurait vu que la guérison des hydropisies suites de fièvres intermittentes par le quinquina, est une chose simple, une conséquence naturelle et rigoureuse de la nature de ces fièvres.

Une fois entré dans notre économie, le miasme, le principe quel qu'il soit qui leur donne naissance, veut être neutralisé par son spécifique, et tant qu'il ne le sera pas, les engorgements viscéraux, les épanchements dans les cavités résisteront opiniâtrément à tous les moyens pàlliatifs employés pour les combattre : c'est là un fait incontestable que je tiens surtout à établir.

Jusqu'ici j'ai rapporté des exemples d'hydropisies suites de fièvres intermittentes guéries par le quinquina (1); passons maintenant à un autre ordre de faits qui nous prouveront que ces hydropisies peuvent devenir mortelles, quand on néglige l'emploi du fébrifuge.

De tous les auteurs dont j'ai recherché les opinions sur le sujet qui nous occupe, Pinel est un de ceux qui, sans envisager les hydropisies précisément sous le point de vue que je viens de présenter, a cependant le plus approché de la vérité. On peut dire que sa sagacité eût deviné cette dépendance encore assez fréquente entre l'hydropisie et la fièvre intermittente, s'il n'en eût été détourné par les idées outrées de solidisme qui forment la base de sa doctrine, et avec lesquelles de pareils faits ne pouvaient s'accorder. Ainsi, dans son chapitre *sur les fièvres intermittentes splanchniques* (Nosographie philosophique, tome I, pag. 397), on lit ce qui suit : « Les « fièvres intermittentes simples, ou celles qui dégé« nèrent en hectiques, laissent souvent des traces

(1) Voyez la note Ire.

« de leurs effets nuisibles sur diverses parties du « corps.......... Il se fait des épanchements dans la « poitrine et même dans le péricarde. » Et plus loin: « Les vices contractés par le péritoine ou le mésentère « durant les fièvres intermittentes ou rémittentes « sont bien moins équivoques, puisqu'ils se mani- « festent par des indurations glanduleuses, ou par « des épanchements d'un fluide séreux qui suppo- « sent des lésions dans le système absorbant de leurs « membranes, et quelquefois un état inflammatoire « aigu ou chronique. » Il est difficile d'exposer d'une manière plus précise et plus formelle le fait que ce Mémoire a pour but de démontrer; mais Pinel ne voyait dans ces hydropisies que le résultat d'une affection organique des viscères, tandis que les viscères ne s'engorgent qu'en même temps que l'épanchement se forme, et que l'engorgement et l'épanchement, effets d'une même cause, sont sans action immédiate l'un sur l'autre. Quelques pages plus loin, analysant quelques observations de Portal sur des fièvres intermittentes après lesquelles on observa des lésions de viscères, il en rapporte une où la fièvre fut suivie d'une hydropisie qui entraîna la mort du malade : voici cette observation telle qu'on la lit dans Pinel.

Observation XVII.

(Nosograph. philosoph., tom. 1, pag. 403.)

Il s'agit d'un jeune homme chez qui, à la suite d'une convalescence d'une fièvre continue, il était survenu quelques accès irréguliers d'une fièvre intermittente; le dégoût pour les aliments, l'*enflure des jambes*, et la gêne de la respiration. Les viscères parurent gonflés et durs au simple contact, surtout dans la région du foie. Ces symptômes s'aggravèrent ; le malade succomba. On reconnut alors l'existence d'une *hydrocèle volumineuse et d'une ascite*. Le foie, qui était d'une couleur foncée, avait beaucoup augmenté de volume, et semblait avoir une consistance cartilagineuse ; la vésicule était très-gonflée et pleine d'une bile noire ; le pylore était dur, gonflé et très-rétréci dans son pourtour. On remarqua aussi un *hydrothorax très-considérable* (1).

Cette observation, donnée par Portal, et analysée par Pinel, dans le but bien évident de rattacher cette hydropisie à l'engorgement du foie, n'est-elle pas une nouvelle preuve que le seul trouble apporté dans la circulation et les fonctions perspiratoires de la peau, par les accès de fièvres intermittentes, peut déterminer des épanchements dans les cavités des séreuses et le tissu cellulaire sous-cutané? Car, en bonne foi, serait-ce à l'augmentation de consistance et de volume du foie qu'on pourrait rapporter l'enflure des jambes, l'ascite et l'hydrothorax observés chez ce jeune homme?

Cherchons dans Portal lui-même les détails qui manquent dans l'analyse de Pinel sur l'état du foie chez ce malade. « Le foie était beaucoup plus volu-« mineux que dans l'état naturel; sa couleur était « plus foncée, tirant sur le vert. La portion du foie « qui est située dans la région épigastrique, le lobe « horizontal était considérablement gonflé et dépri-

(1) Cette observation, dont les détails beaucoup plus étendus ne diffèrent en aucun point essentiel de l'analyse qu'en a faite Pinel, se trouve dans l'ouvrage de Portal, intitulé : *Observations sur la nature et le traitement des maladies du foie*, pag. 463.

« mait l'estomac vers l'ombilic....... Le reste du foie « était aussi très-tuméfié, et débordait considérable- « ment les fausses côtes droites......... La substance « du foie était bien plus compacte qu'elle n'a cou- « tume de l'être; on eût cru, par la résistance qu'elle « offrait au scalpel, couper un cartilage un peu ra- « molli : sa dureté n'était pas partout également la « même........... La substance du foie était noirâtre « et imbibée d'une liqueur sanguinolente. » (Portal, ouv. cité, pag. 464.) Observons d'abord que cette infiltration du foie par une liqueur sanguinolente s'accorde mal avec l'augmentation de consistance de cet organe au degré de cartilage ramolli : en général, l'augmentation de consistance suppose la sécheresse et non l'infiltration des tissus. Mais enfin, acceptons cette induration jointe à l'augmentation du volume; qu'y voit-on autre chose qu'un engorgement analogue à celui de la rate qui accompagne et suit si fréquemment les fièvres intermittentes? et, dans ce cas, répugne-t-il d'expliquer l'engorgement du foie par la même cause qui produit celui de la rate? L'un et l'autre organe ne sont-ils pas également perméables au sang, et le refoulement de ce liquide dans les veines intérieures pendant le frisson ne doit-il pas amener l'engorgement et la réplétion de leurs veines et vaisseaux capillaires? Si la fièvre se prolonge et que rien ne vienne faire cesser le désordre qu'elle apporte aux fonctions du cœur, les deux organes, siéges constants d'une réplétion veineuse, pour ainsi dire, mécanique, ne doivent-ils pas finir par s'engorger? Cet engorgement se fait à la longue, à mesure et pendant que la sérosité s'amasse et vient infiltrer les tissus ; mais il ne précède pas et surtout ne produit pas l'hydropisie. On sait les succès étonnants obtenus par M. Bailly dans le traitement du splénocèle suite de fièvres intermittentes, par l'emploi du sulfate de quinine, c'est-à-dire du seul médicament propre à combattre la fièvre productrice de l'engorgement de la rate. La guérison des hydropisies suites de fièvres par le quinquina, découle du même principe ; et je ne suis pas éloigné de croire que, dans le cas rapporté par Portal, le quinquina eût peut-être prévenu les désordres que l'autopsie démontra, et sauvé le malade. Mais, par malheur, toutes les fois qu'une fièvre intermittente était suivie d'hydropisie, c'était à l'abus des médicaments qu'on était tenté de l'attribuer, tant on était éloigné de croire que c'était, au contraire, à l'absence d'un traitement régulier et convenable que ce fâcheux résultat était dû !

On trouve dans le traité des *Phlegmasies chroniques*, du professeur Broussais, une observation qui s'accorde si bien avec celles que j'ai rapportées jusqu'ici, que je ne puis m'empêcher de l'y joindre ; car rien ne prouve mieux, ce me semble, la vérité d'une théorie médicale, que lorsqu'on peut l'étayer sur des observations qui n'ont point été recueillies pour lui servir de preuve : voici donc ce fait, que je transcris textuellement.

Observation XVIII.

(15me de Broussais, tom. 1, pag. 159.)

« Allain, homme de 30 ans, allemand, membres charnus, poils châtains, peau blanche, poitrine large, mais gras et mou, et portant sur la physionomie les signes d'une constitution usée prématurément, *avait depuis près d'un mois la fièvre intermittente quotidienne*, lorsque je le reçus à Udine, en décembre 1806, par l'évacuation d'un autre hôpital. J'observai d'abord de la toux, mais sans crachats; dyspnée, mais rien de sensible à la région du cœur; défaut d'appétit, une légère diarrhée et un léger degré de *leuco-phlegmatie;* couleur d'un jaune pâle, assez rapprochée de celle de la paille. Il ne dormait point; il faisait entendre des plaintes continuelles; en un mot, il paraissait souffrir de partout, mais il ne désignait aucun point plus douloureux que le reste.

« Il me fallait un examen ultérieur pour porter un diagnostic : j'y parvins sans peine; un régime léger et le vin d'opium, avec des boissons adoucissantes, calmèrent cet appareil de souffrances. Depuis lors, Allain ne savait plus de quoi se plaindre, mais il était débile et l'œdème ne se dissipait point, quoique je cherchasse à provoquer l'absorption par l'usage modéré des scillitiques et de tous les excitants, tant à l'extérieur qu'à l'intérieur. Ce traitement avait emporté la fièvre. Allain me paraissait dans le cas d'espérer sa guérison, lorsque le matin, vers le trente-unième jour, je le trouvai dans un état de jaunisse très-considérable.

« Je ne pouvais que persister dans mon plan de conduite; j'y joignis encore le vésicatoire sur la région du foie. Cependant le malade ne fut point soulagé, son anxiété revint un peu. *De temps à autre il avait des retours d'accès febriles*, *remarquables par l'intensité du froid; l'ascite se prononçait, les membres se tuméfiaient*, les urines étaient presque nulles. Le quarante-cinquième jour, il eut *un violent frisson qui dura plus de douze heures*, *ensuite une chaleur assez marquée, puis retour du frisson*. Suppression totale de l'urine, par *l'énorme infiltration du prépuce;* anxiété cruelle. Je fis faire le soir des mouchetures à la verge, qui procurèrent beaucoup d'urines; et un calme profond le reste de la nuit, pendant lequel il cessa très-paisiblement d'exister.

« *Autopsie.*—Les trois cavités n'offraient aucune trace de phlogose, le cœur était petit, le foie était plus petit que gros, la vé-

3

sicule très-gonflée, l'estomac fort vaste, quelques tubercules secs très-petits dans la partie supérieure des lobes pulmonaires, le parenchyme sain, à part quelque induration autour des tubercules; la cavité pectorale, quoique très-vaste, ne laissait que peu d'espace aux poumons, *à cause de l'accumulation considérable de la sérosité du bas-ventre.* »

Ce n'est point le vain plaisir de lutter contre un homme tel que le professeur Broussais, qui m'a fait citer cette observation, ni qui me dictera les réflexions qui vont la suivre. Quelque exagération qu'il ait mise dans ses opinions scientifiques, et quelque outrées que soient les conséquences qu'en ont tirées ses élèves plutôt encore que lui, comme il y a longtemps que toutes ces choses sont jugées, il ne me conviendrait pas de les remettre en question, aujourd'hui surtout que la mort récente de cet homme célèbre vient de contrister et l'Ecole de Paris, qu'elle prive d'une de ses gloires, et le monde médical tout entier, que sa voix puissante a si longtemps agité.

Mais, pour ne pas sortir du sujet qui nous occupe, il m'était impossible de trouver un fait plus propre à démontrer que toute hydropisie suite de fièvre intermittente est mortelle, si elle n'est traitée par le médicament seul capable de combattre la fièvre qui l'a produite. De quoi, en effet, est mort Allain, sinon de cette hydropisie générale qui remplissait d'eau toutes ses cavités? et à quelle cause rapporter cette hydropisie, sinon à la fièvre intermittente quotidienne qu'il avait depuis un mois lorsqu'il fut reçu à l'hôpital d'Udine ? Broussais ajoute en note à la suite de son observation : « Cet homme, « qui me semblait alors sans phlegmasie, avait une

« pneumonie et une gastro-entérite chroniques ; « mais l'habitude des autopsies et des comparaisons « entre les différents degrés d'ancienneté des phleg- « masies me manquait. » Le style même de cette note prouve qu'elle a été faite bien longtemps après l'époque où cette observation a été relevée ; sans doute lorsque Broussais la relut pour l'incorporer à son ouvrage. Ce ne peuvent donc être ses souvenirs qui lui ont fait dire que cet homme avait une *pneumonie et une gastro-entérite chroniques ;* mais alors il est permis de demander où en est la preuve : ce ne peut être dans les détails de l'autopsie, car on y lit que le parenchyme des poumons était sain, à part quelques indurations autour de quelques tubercules secs très-petits, qu'on trouva dans les lobes supérieurs. Or, jamais l'induration qui entoure le tubercule n'a porté le nom de pneumonie ; loin d'être une maladie, cette induration est un moyen préservateur que la nature emploie pour maintenir quelquefois, pendant de longues années, le tubercule à l'état sec, en l'enveloppant comme d'une espèce de kyste où il peut rester stationnaire, jusqu'à ce qu'une cause fortuite vienne hâter son ramollissement. Quant à la gastro-entérite, nous trouvons pour tous signes cadavériques cette simple note : *l'estomac était fort vaste.* L'autopsie ne prouve donc rien pour la pneumonie ni pour la gastro-entérite chroniques; les détails de l'observation ne prouveront pas davantage leur existence. Qu'y lit-on, en effet? le malade avait de la toux, *mais sans crachats ;* il avait de la dyspnée, mais l'état de gêne où se trouvaient les poumons, comprimés de toutes parts par la sérosité, explique suffisamment cette toux sèche et cette dyspnée, sans qu'il soit nécessaire d'admettre une pneumonie dont les symptômes manquent. Broussais a de plus noté dans les symptômes du début une légère diarrhée dont il ne reparle plus dans la suite de l'observation ; où donc est la gastro-entérite ?

Mais pourquoi m'évertuer à chercher dans l'histoire de ce malade des traces d'altérations organiques qui n'y existent pas, tandis que la nature de sa maladie est si clairement démontrée par les détails que nous devons savoir gré à Broussais d'avoir scupuleusement conservés? Allain avait la fièvre intermittente quotidienne depuis un mois, quand l'auteur commença à l'observer ; cette fièvre, sans avoir un type régulier, ne cessa jamais, quoique Broussais se vante de l'avoir emportée; la preuve en est que plus bas on lit : « De temps à autre il avait des retours d'accès « fébriles, remarquables par l'intensité du froid; » et plus loin : « Le quarante-cinquième jour il eut « un violent frisson qui dura plus de douze heures, « ensuite une chaleur assez marquée, puis retour du « frisson. » Que faut-il de plus pour se convaincre qu'Allain est mort des suites d'une fièvre intermittente qui n'a pas été traitée, et que probablement il eût guéri si l'on eût eu recours au quinquina? Maintenant je ne discuterai pas si les opinions médicales de Broussais lui auraient permis d'y recourir; il me suffit d'avoir établi la probabilité grande de sa guérison dans le cas de son emploi, pour qu'il reste démontré que cette observation appartient légitimement à mon Mémoire.

Agissant toujours d'après le même principe de prendre, partout où je les trouve, des observations propres à prouver la proposition que j'ai entrepris de démontrer, j'emprunte à l'excellent ouvrage de M. le docteur Nepple, intitulé : *Essai sur les fièvres rémittentes et intermittentes des pays marécageux tempérés*, le fait suivant, qui me paraît être d'une nature tout à fait analogue.

Observation XIX.

(14me de M. Nepple, pag. 59.)

« Dans le mois de septembre 1822, entre à l'hôpital de Montluel un jeune homme de dix-huit ans, pâle, bouffi, généralement infiltré, berger dans la Bresse, quoique étranger au pays, passant la nuit dans les champs, ne buvant que de l'eau, et travaillé par une fièvre tierce depuis plus de quinze jours. Le dernier accès avait été si violent, qu'on avait été obligé de transporter ce malheureux sans connaissance jusqu'à l'hôpital. A son entrée l'accès était sur son déclin, la sueur presque nulle; la langue était blanche; le malade conservait un peu de soif, il avait une toux sèche, de la difficulté à respirer, des palpitations. *Outre l'infiltration générale, on sentait une fluctuation dans l'abdomen*, et une tuméfaction considérable de la rate. Diarrhée modérée avec quelques tranchées, légère douleur à la pression, bouche amère.

« Le lendemain, dans le milieu du jour, retour de l'accès par un frisson général avec tremblement, augmentation de la toux et de l'oppression, céphalalgie frontale, langue sèche, soif modérée, grande anxiété, nul trouble dans les idées; déclin de la fièvre dans la nuit, sans sueur. Pendant ce paroxysme *l'anasarque a fait des progrès.*

« Le troisième jour de l'entrée, un grain d'émétique amène des vomissements bilieux, et des déjections alvines avec des tranchées ; une grande soif, et même des douleurs de ventre augmentant à la pression. Dix sangsues autour de l'ombilic font disparaître ces douleurs, mais les déjections alvines persistent. (Eau gommée nitrée.)

« Quatrième jour, l'accès est léger, mais l'infiltration générale fait des progrès rapides ; la respiration s'embarrasse de plus en plus ; le pouls est vif et serré ; soif, apyrexie presque complète sans sueur. (Trois vésicatoires, cinq grains de sulfate de quinine).

« Sixième jour, on oublie de donner une nouvelle dose de sulfate de quinine ; l'accès est plus fort, la langue pâle, mais très-sèche ; toux continuelle, suffocation, céphalalgie nulle, apyrexie moins prononcée.

« Septième jour (six grains de sulfate de quinine, avec vingt grains d'acétate de potasse), l'accès ne paraît pas, mais l'infiltration est devenue si considérable que le malade ne peut plus respirer, et que la suffocation entraîne la mort pendant la nuit.

« *Nécroscopie. Infiltration générale énorme du tissu cellulaire, surtout du tissu cellulaire sous-cutané.*

« Poumons infiltrés seulement sous leur membrane pleurétique, mais crépitaux, excepté vers leur face postérieure et dans le lobe droit supérieur, qui se trouve dans un état d'hépatisation molle et blanchâtre ; membrane muqueuse bronchique, rouge, lisse, peu humectée ; *sérosité limpide remplissant les deux cavités thorachiques, épanchement de la même nature dans le péricarde et dans la cavité péritonéale ;* cavités droites du cœur et troncs veineux gorgés de sang noir.

« L'estomac paraît d'une couleur et d'une consistance naturelles, excepté près de l'ouverture pylorique, où l'on aperçoit sur la membrane muqueuse une rougeur très-vive, et un épaississement mou comprenant toutes les tuniques.

« Le foie est très-volumineux, d'un brun verdâtre, d'une consistance molle, gorgé d'un sang très-noir ; la vésicule est pleine d'une bile verte.

« La rate est trois fois aussi volumineuse qu'elle devrait l'être dans l'état sain ; son tissu est mou, il se déchire avec la plus grande facilité, et laisse écouler comme une bouillie noirâtre.

« Les intestins sont pâles et flasques ; plusieurs anses de l'intestin grêle sont invaginées, sans présenter dans aucun point de la membrane muqueuse une altération quelconque, excepté une moindre consistance, une matière pultacée, jaunâtre, jointe à un fluide visqueux qui la recouvre. »

J'ai voulu rapporter tout au long les détails de cette observation et ceux de l'autopsie, pour bien prouver que parmi les lésions qui ont été notées dans les organes, aucune, à part l'hydropisie, n'était d'une nature grave, et que celle-ci ne pouvait être attribuée à aucune de ces lésions. C'est donc la fièvre intermittente seule qui a amené ce funeste épanchement dans les cavités qui a fait périr ce malheureux. Au reste, M. Nepple n'en accuse pas une autre cause : « Le malade a succombé, dit-il, à « une véritable suffocation, résultat de l'épanche- « ment séreux dans la poitrine. Cet épanchement « paraît dû à l'impuissance où s'est trouvé le tissu « cutané de s'épanouir au déclin de chaque accès, et « d'être le siége de l'exhalation dérivative et débili- « tante qui est alors si nécessaire ; l'exhalation, re- « poussée de la peau, s'est faite alors sur les mem- « branes séreuses de la poitrine et du ventre, comme « dans les mailles du tissu cellulaire extérieur et « même intérieur, etc. » Je ne dois pourtant pas me taire sur une dissemblance très-grande qui existe entre cette observation et les précédentes. Le malade de M. Nepple a pris du sulfate de quinine, tandis que ceux de Portal et de Broussais n'ont pris aucune espèce de fébrifuge. Oui, le sulfate de quinine a été administré, mais il l'a été un peu tard, et un oubli déplorable a privé ce malade de la dose qui avait été prescrite pour le sixième jour de la maladie ; aussi la fièvre n'a-t-elle pas été coupée. D'ailleurs, j'aurai plus tard à m'expliquer sur le choix du fébrifuge en lui-même, et à discuter si c'était au sulfate de quinine qu'il fallait recourir chez ce sujet, préférablement à l'écorce du Pérou en substance.

Mais pourquoi m'appesantirais-je davantage sur ces circonstances qui font rentrer cette observation dans le cadre de ce travail, lorsque M. Nepple reconnaît lui-même s'être trompé, et regrette avec une admirable bonne foi « d'avoir perdu un temps pré-
« cieux à donner un évacuant nuisible dans ce cas,
« au lieu de chercher de suite, tout en attaquant la
« fièvre, à stimuler énergiquement la peau et l'or-
« gane sécrétoire de l'urine? » Après un aveu aussi franc de sa part, il ne me reste plus qu'à ajouter que, si tous les auteurs savaient suivre ce noble exemple qu'avaient déjà donné Hippocrate et Sydenham, les livres d'observations seraient d'une lecture bien plus utile. En règle générale, il y a bien plus d'instruction à recueillir dans l'histoire d'un seul insuccès, que dans celle de plusieurs cas terminés d'une manière favorable : car on connaît de suite ce qui a nui, tandis qu'il n'est pas toujours facile de se rendre compte de ce qui a amené ou le plus favorisé la guérison.

J'ai cherché dans le *Sepulchretum* de Bonnet, et dans l'immortel ouvrage de Morgagni, *De sedibus et causis morborum*, etc., quelques faits que je pusse rapprocher de ceux que j'ai déjà rapportés ; cette recherche a été infructueuse, et j'aurais dû d'avance le prévoir. Ces deux illustres fondateurs de l'Ecole anatomique se sont trop occupés dans leurs ouvrages de rechercher les lésions matérielles que les maladies laissaient dans nos organes, pour s'arrêter à des faits de collections aqueuses que l'on ne pouvait expliquer ni par une maladie du cœur ou des gros vaisseaux, ni par une altération organique d'un des viscères abdominaux. Que si, par hasard, quelque histoire de ce genre s'est présentée sous leur plume, ils ont dû la rejeter comme incomplète ; et cependant, dans les auteurs qu'ils ont feuilletés pour faire leurs volumineux recueils d'observations, ils en ont trouvé du genre de celle dont je parle : telle est celle que je lis dans Forestus (liv. III, *De febribus intermittentibus*, vol. I, pag. 121, édition in-fol. de Rouen, 1653.)

Observation XX.

(36me de Forestus.)

Elle est intitulée : *De febre quartanâ intermittente legitimâ, in hydropem lethalem mutatâ, ex medicamento calido intempestivè epoto.*

Isbrandt, fils de Guillaume Titelmann, brasseur de bière à Delft, âgé de 25 ans, ayant eu dans l'automne une fièvre intermittente quarte, dont rien n'avait pu le guérir, consulta un médecin qui lui conseilla de prendre une poudre des plus échauffantes, composée de poivre, de cardamome, de moutarde et autres choses semblables, auxquelles on joignit de l'eau-de-vie. Quoique je l'eusse dissuadé, ajoute Forestus, de suivre ce conseil, en lui disant que bien que cela pût, par hasard, enlever la fièvre par excès de chaleur, il pourrait s'en suivre quelques symptômes plus violents et plus dangereux qu'une fièvre quarte, il prit néanmoins le remède, et fut délivré de la fièvre sur-le-champ; mais aussitôt le corps commença à enfler, et il tomba dans un état d'hydropisie dont rien ne put le guérir; et lorsqu'il eut traîné misérablement sa vie pendant une année, un disciple de Paracelse, qui lui promettait la guérison, le fit user de divers remèdes violents : mais tout fut inutile, et il ne tarda pas à mourir.

Je supprime la scholie dont Forestus accompagne cette observation; elle se compose de réflexions sur les effets des médicaments chauds, sur les obstructions des viscères, et sur les résultats de la combinaison du poivre avec l'humidité du corps. Peu importent les idées théoriques de Forestus, que l'on s'attend bien ne plus être en rapport avec celles d'aujourd'hui; le fait n'en reste pas moins d'une hydropisie suite d'une fièvre intermittente, que rien n'a pu guérir : car je ne pense pas qu'il vienne à la pensée de personne d'en rendre responsable le médicament échauffant administré mal à propos au malade : l'excitation générale qui a été le résultat de son administration a bien pu nuire, mais elle n'eût jamais pu produire une hydropisie.

Toutes les observations que j'ai insérées jusqu'ici ont présenté des exemples d'hydropisies que le quinquina a guéries, ou qui ont été mortelles faute d'avoir eu recours à son usage. M'arrêter là, serait rendre ma tâche facile, et des conclusions promptement tirées m'amèneraient rapidement au terme de ce Mémoire; mais comme ce serait mal servir les intérêts de la science que de rejeter les faits contradictoires à une idée préconçue, pour n'adopter que ceux qui sont favorables à cette même idée, je ne puis passer sous silence deux observations que j'ai trouvées dans les *Recherches sur les maladies chroniques, et particulièrement sur les hydropisies et sur les moyens de les guérir*, par Bacher. On sait que cet ouvrage a été consacré par son auteur à établir les avantages et à prôner les succès, dans le traitement de l'hydropisie, des pilules toniques qui portent son nom. Parmi les cinquante-quatre observations d'hydropisies de tous genres dont Bacher accompagne le panégyrique de ses pilules, il s'en trouve deux dont je donnerai une analyse succinte, parce qu'elles se rapportent à mon sujet.

Observation XXI.

(20me de Bacher, pag. 233.)

Lazare Corillon, dit Belle-Isle, dragon au régiment de Rohan-Chabot, âgé de 35 ans, d'un tempérament bilieux et mélancolique, avait eu en Saintonge une fièvre automnale irrégulière qui lui dura plus d'un an, sans que les médicaments variés qu'on lui administra pendant tout ce temps-là à l'hôpital de Saintes l'eussent aucunement modifiée. Au bout d'un an la fièvre céda, mais aussitôt l'enflure parut, et se manifesta d'abord par le ventre qui était fort tendu, et s'étendit ensuite aux jambes et aux cuisses. On le traita pour cette nouvelle maladie pendant un mois à l'hôpital de Saintes, mais aussi infructueusement que pour la fièvre. Son régiment se rendant à Toul, il le suit; mais il est forcé de s'arrêter à Orléans, où on le traite pendant un mois sans succès. Arrivé à Toul, il y est traité de nouveau à l'hôpital militaire; mais le ventre et les jambes restèrent constamment enflés.

Trois ans et demi après le début de cette maladie, Belle-Isle suit son régiment à Metz, où il rentre de nouveau à l'hôpital militaire le 5 mai (l'auteur ne dit pas de quelle année). L'ascite était assez prononcée pour permettre de proposer la paracentèse, à laquelle le malade ne voulut jamais consentir. Alors on commença l'usage des pilules toniques, à la dose de trente par jour (d'un gr. chacune); on les porta rapidement à quarante-cinq par jour. Tous les cinq jours on le purgeait, et ce jour-là seulement l'usage des pilules était interrompu. Le traitement amena une guérison complète au bout de sept semaines.

Observation XXII.

(21me de Bacher, pag. 239.)

Louis Lindel, dit Beauséjour, soldat du régiment d'Aquitaine, âgé de 24 ans, d'un tempérament sanguin et bilieux, d'un embonpoint assez considérable, éprouva pendant l'espace de vingt-un mois des accès assez réglés d'une fièvre quarte, qui résista à presque tous les remèdes, et qui ne cessait que pour reparaître peu de temps après. Au bout de ce temps, une infiltration considérable s'empara de ses extrémités; l'œdème devint général, et enfin il se déclara une ascite des mieux caractérisées, qui en vint au point que la paracentèse seule semblait pouvoir apporter du soulagement. On le mit à l'usage des pilules toniques le 23 avril 1767, à la dose de trente par jour. Je ne copierai pas les détails du traitement qui sont consignés jour par jour, et d'une manière très-minutieuse, dans l'ouvrage de Bacher; il suffit de savoir qu'après deux mois de traitement il sortit de l'hôpital le 5 juin, parfaitement guéri.

Dans le 26me volume du Journal de Médecine et de Pharmacie, rédigé par Roux, pour l'année 1767, on trouve une autre observation du même genre, également insérée par Bacher; il s'agit d'un jeune enfant âgé de six ans, devenu hydropique à la suite d'une fièvre quarte, et que les pilules toniques ont guéri. (Voy. vol. cité, pag. 131.)

Ces observations impliquent-elles contradiction à la pensée fondamentale de ce Mémoire, que toute hydropisie suite de fièvre intermittente est rebelle à tous autres moyens que ceux propres à combattre la fièvre intermittente elle-même? il me semble que leur analyse exacte n'amène pas à ce résultat. Qu'y voyons-nous, en effet? Deux militaires ont eu des fièvres intermittentes rebelles à tous les moyens employés contre elles, et dont la durée s'est prolongée au delà d'une année. L'hydropisie se déclare et résiste à tous les diurétiques et autres excitants de l'absorption, de quelque manière et sous quelque forme qu'on les ait prescrits dans les divers hôpitaux où ont séjourné les malades : les pilules seules de Bacher viennent à bout d'une maladie aussi rebelle; or, on sait que ces pilules ont pour base l'extrait alcoholique d'ellébore noir, combiné avec la myrrhe et la poudre de chardons bénits.

On n'a pas oublié l'enthousiasme des anciens pour l'ellébore, dont ils faisaient une véritable panacée, et dont ils obtenaient des effets thérapeutiques qui font regretter le discrédit dans lequel est tombé ce médicament. Parmi les maladies qu'ils combattaient par l'emploi de cette racine, se trouvent les fièvres intermittentes surtout du type quarte. Ouvrons Pline l'ancien, ce véritable encyclopédiste de l'antiquité : dans le livre XXV de son Histoire naturelle, chapitre 5, section XXII, il dit en parlant de l'ellébore noir : *Medetur paralyticis*, *insanientibus*, *hydropicis dùm citra febrim ;* et plus loin, section XXIV, il dit en parlant de l'ellébore blanc : *Medetur ita morbis comitialibus*, *vertigini*, *melancholicis*........... (suit une liste de maladies), *quartanis quæ aliter non desinant.* Ce dernier membre de phrase est d'une clarté telle qu'il n'a pas besoin de commentaire ; mais il n'en est pas de même de ces mots : *hydropicis dùm citra febrim*. Pline a-t-il voulu désigner les hydropiques qui n'ont plus la fièvre, ou ceux qui ne l'ont pas encore ? Il est rare que la fièvre s'observe chez les hydropiques, à moins qu'elle ne soit elle-même l'origine de leur infiltration ; si donc par ces mots Pline avait voulu désigner les hydropisies suites de fièvres qui n'existent plus, ce passage aurait une bien grande importance. Quoi qu'il en soit de cette interprétation, il n'en reste pas moins établi que les anciens employaient l'ellébore comme fébrifuge. Nous voyons ce médicament conseillé dans des temps bien plus rapprochés de nous, pour remplir la même indication. Fabrice de Hilden dit s'être guéri par ce moyen d'une fièvre quarte, et en avoir guéri plusieurs autres par le même remède : « *Sed iterum ad extractum hellebori nigri redeo........, illud si diligenter et fideliter præparatum fuerit, præstantissimum esse medicamentum. Ante annos duos in memetipso, cùm quartanâ laborarem, et deinceps in aliis felicissimo cum successu expertus sum*. (Guillelmi Fabricii Hildani opera, édit. in-fol. 1646, pag. 914.) Murray dans sa Matière médicale, dit à l'article ELLÉBORE : *Tanquàm quartanæ febris remedium multis in locis proponitur ; plerumque autem nudo tantùm febris nomine*. (Murray, Apparatus medicamentorum, tom. III, pag. 61.)

Tous ces passages n'établissent-ils pas que les anciens guérissaient les fièvres intermittentes par l'ellébore, et que cette plante a réellement une vertu fébrifuge ? Avant la découverte du Nouveau-Monde, et lorsque les trésors thérapeutiques que les forêts de ses vastes régions recèlent dans leur sein étaient encore inconnus, on traitait bien les fièvres intermittentes, et on les guérissait bien sans quinquina? Qu'y a-t-il donc d'étonnant que l'ellébore, qui peut guérir les fièvres intermittentes, ait pu guérir des hydropisies suites de ces fièvres? Y a-t-il là la moindre contradiction avec les principes que j'ai émis jusqu'ici ? Remarquons en outre que ce n'est ni comme purgatives, ni comme diurétiques que Bacher préconise ses pilules, mais comme toniques ; et, en effet, elles doivent jouir d'une propriété excitante assez prononcée.

Ces observations ne détruisent donc pas le fait de l'incurabilité de l'hydropisie suite de fièvre intermittente, par d'autres moyens que ceux propres à combattre la fièvre elle-même. Maintenant, il m'est permis d'ajouter que le quinquina eût sans aucun doute procuré la guérison d'une manière beaucoup plus prompte et moins pénible. Voyez quelle énorme quantité de pilules ces deux malades ont dû consommer pour arriver à ce résultat désiré ; le dernier malade en a avalé *onze cents et quelques :* chez l'un le traitement dure sept semaines, chez l'autre deux mois ; comparez cette lenteur à la rapidité d'action du quinquina dans tous les cas de guérison que j'ai cités plus haut, et hésitez ensuite, si c'est possible, entre les deux méthodes de traitement !

Je m'arrête là dans la recherche des observations d'hydropisies suites de fièvres intermittentes. En l'étendant plus loin, j'eusse réussi peut-être à en réunir un bien plus grand nombre; mais à quoi m'auraient-elles servi? Ne suis-je pas déjà autorisé à conclure qu'il est une espèce d'hydropisie spéciale comme la cause dont elle dépend, et qui exige comme cette cause un spécifique pour la combattre?

Lorsque l'hydropisie se manifeste sous l'influence d'une fièvre intermittente, ou la fièvre cesse, ou elle continue à avoir son cours. L'enflure qui se manifeste lorsque la fièvre cesse, a le plus souvent son siége dans les pieds ou dans les mains. « Une chose qui « mérite d'être remarquée, dit Sydenham, c'est que « quand des enfants ont eu longtemps des fièvres « d'automne, il n'y a aucune espérance de les en dé- « livrer jusqu'à ce que la région de l'abdomen, « surtout vers la rate, ait commencé de se durcir et « de se tuméfier; car *à mesure que ce symptôme vient*, « *la fièvre s'en va;* et il n'est peut-être pas de meil- « leur signe pour connaître qu'elle finira bientôt, que « lorsqu'on le voit venir : il en est de même des en- « flures des jambes, qu'on voit quelquefois dans les « adultes. » (*Médecine pratique* de Sydenham, traduct. de Jault, pag. 73.) « Il est rare que l'enflure « des pieds et des jambes ne succède pas à la fièvre, « dit M. Nepple, et surtout lorsqu'elle s'est pro- « longée plus de dix-huit à vingt jours. Ce phéno- « mène est infiniment plus fréquent chez les indi- « gènes des pays d'étangs, ou chez l'individu à cons- « titution analogue, que chez l'étranger vigoureux. « Celui-ci n'est atteint d'infiltration qu'après l'avoir « été longtemps par des accès fébriles. » Sydenham voyait dans l'apparition de l'enflure une crise heureuse qui jugeait la maladie. Quoique cette idée soit liée aux anciennes théories sur la coction que la fièvre faisait éprouver aux humeurs, on ne saurait nier que, dans certains cas, l'apparition de l'hydropisie est essentiellement liée à la guérison de la fièvre. Ainsi M. Nepple, dont on ne saurait trop louer les intéressantes recherches sur les fièvres intermittentes, a vu des hydropisies circonscrites le plus souvent à une seule séreuse, telle que le péritoine, céder après la disparition de la fièvre, avec une telle promptitude, aux diurétiques, qu'on ne pouvait leur refuser le caractère de crise; mais, à part ces quelques faits, absolument exceptionnels, on doit considérer l'apparition de l'hydropisie comme une complication fâcheuse, dont l'un des plus déplorables effets est de détourner l'attention du praticien de la véritable nature de la maladie : n'observant plus de fièvre, il la croira guérie; et ne s'occupant plus que de l'épanchement, il perdra son temps à la combattre par les diurétiques, tandis qu'il négligera le seul remède qui pût amener la guérison, en attaquant la fièvre dont le principe existe toujours, mais à l'état latent.

Les partisans de la théorie de la coction des humeurs par la fièvre ont donné comme une preuve en faveur de leur opinion, que souvent l'hydropisie est le résultat de l'administration prématurée du fébrifuge. Quoique l'interprétation qu'on en a donnée soit fausse, le fait est vrai en lui-même; l'observation que j'ai empruntée à Forestus en fournit un

4

exemple : tel est encore le cas que cite Pinel (*Nosograph. phil.*, tom. 1, pag. 404), toujours d'après Portal (*Maladies du foie*, pag. 467), d'une dame chez qui l'on coupa une fièvre intermittente au moyen du quinquina et des eaux de Bourbonne, et qui mourut avec une ascite très-volumineuse ; mais à l'autopsie on trouva que *le foie était très-dur et plein de concrétions*. Des faits de ce genre autorisaient en quelque sorte les anciens, et même les médecins du siècle dernier, à craindre de *supprimer trop tôt une fièvre salutaire par elle-même et propre à détruire les lésions des viscères, si elles étaient préexistantes*. (Pinel, ouvr. cité.) Mais aujourd'hui l'anatomie pathologique, en prêtant son flambeau à l'analyse de ces faits, a permis de voir que dans la plupart des cas, et notamment dans celui de Portal rapporté par Pinel, il y avait, outre la fièvre, des altérations organiques auxquelles on devait rapporter l'hydropisie, au lieu de l'attribuer à l'administration du fébrifuge. Cependant il est pour le praticien prudent des cas où le quinquina ne doit pas être administré dès le début de la fièvre, mais où le malade doit être préparé à son action, soit par des évacuations sanguines, soit même par des évacuants du tube digestif : c'est lorsque la fièvre s'accompagne de symptômes inflammatoires, ou d'un état saburrhal des voies digestives, ou enfin que toute autre complication vient réclamer une médication plus urgente que l'administration du fébrifuge ; mais, à part ces cas, on ne saurait trop tôt arrêter une fièvre intermittente. A quoi bon, en effet, laisser se reproduire fréquemment un acte aussi éminemment perturbateur qu'un accès de fièvre? et que la crainte de l'hydropisie ne soit pas un obstacle; car si le malade est convenablement préparé à l'emploi du quinquina, il est plus que certain que cette fâcheuse complication ne se présentera pas.

L'hydropisie se déclare souvent sans que la fièvre cesse, et alors elle présente un caractère de gravité bien plus grand; cela a lieu surtout lorsque la fièvre a eu une longue durée, et cela se remarque principalement dans le type quarte. M. Nepple, qui a souvent observé ce cas, l'attribue à ce que quelque obstacle s'oppose à l'établissement de la sueur dans le troisième stade de l'accès. Ainsi la plupart des bergers de la Bresse qui sont atteints de la fièvre et qui restent dans les champs pendant toute la durée de leur accès, ne tardent pas à enfler quoique la fièvre persiste, parce que l'exhalation cutanée étant impossible, l'exhalation intérieure y supplée. Sans vouloir rejeter cette explication ingénieuse, je dois faire observer qu'un obstacle à la transpiration n'occasionne pas toujours l'hydropisie. Ainsi M. Littré, dans l'article *fièvre intermittente* du Dictionnaire de médecine (2me édition), dit avoir vu chez un militaire une fièvre tierce, durant laquelle une marche forcée a toujours empêché la sueur de se produire, n'être aucunement suivie d'hydropisie. Quoi qu'il en soit, l'apparition de cette hydropisie est toujours pour le malade une aggravation fâcheuse, et d'autant plus que l'épanchement de sérosité est plus étendu et plus considérable.

M. Nepple observe que dans ces cas, si l'on coupe

la fièvre trop brusquement, l'hydropisie augmente de suite. Ce fait, contradictoire en apparence avec les observations vraiment remarquables que j'ai citées d'après Strack et d'autres auteurs, s'explique cependant parfaitement bien, par la différence du procédé suivi par ces divers observateurs. M. Nepple n'avait recours qu'au sulfate de quinine, et Strack employait toujours l'écorce du Pérou : or, il y a une énorme différence entre l'action physiologique de ces deux médicaments; l'un et l'autre sont bien antipériodiques, mais le quinquina jouit de plus d'une vertu tonique qu'a perdue le premier à sa séparation d'avec la cinchonine : or, qui doute qu'une médication tonique soit pour le moins aussi nécessaire que le fébrifuge, pour donner aux veines engorgées et affaiblies la force de se désemplir et de reprendre les fonctions d'absorption qu'elles ont été incapables de remplir tant qu'elles ont été sous l'influence de la fièvre?

On se convaincra de la vérité de cette observation si l'on réfléchit sur la théorie de ces hydropisies : elle est simple, et leur mode de formation est facile à comprendre. Pendant la période du frisson, le sang, refoulé de l'extérieur à l'intérieur, dilate et remplit outre mesure les veines de l'abdomen et de la poitrine : tant que la fièvre dure, l'énergie momentanée du cœur est suffisante pour entretenir la circulation veineuse; mais dès qu'elle cesse, le pouls baisse d'une manière remarquable, et le sang veineux, ne recevant plus d'impulsion du sang artériel, séjourne dans ces vaisseaux distendus outre mesure. Les vaisseaux lymphatiques, ne se dégorgeant plus avec autant de facilité dans les veines, se distendent également ; ainsi l'absorption cesse, et l'épanchement commence. Si le fébrifuge administré brusquement augmente quelquefois l'hydropisie, ce ne peut être qu'en faisant cesser une surexcitation périodique des contractions du cœur, qui, quoique maladive et par conséquent fâcheuse par elle-même, entretenait du moins jusqu'à un certain point la vitalité des veines, et s'opposait ainsi aux progrès trop rapides de l'hydropisie ; une fois cette surexcitation anormale arrêtée, tout s'affaisse, tout tombe dans un collapsus mortel, si les toniques ne sont administrés.

En présence d'une théorie aussi claire et aussi en rapport avec les faits, je ne pense pas que beaucoup de personnes préfèrent l'opinion de M. Giacomini, professeur de Padoue, qui regarde la fièvre intermittente comme une artérite, et l'hydropisie ainsi que l'engorgement de certains viscères qui en sont souvent la suite, comme une extension de cette phlogose au système veineux. Ai-je besoin de faire sentir le peu de probabilité de cette opinion ? car pourquoi la saignée, au lieu de guérir les fièvres intermittentes, leur est-elle si souvent nuisible ? pourquoi le quinquina est-il le seul remède qui leur convienne ? A cela, M. Giacomini répond avec le docteur Mugna, professeur à la même université, que l'on se trompe en regardant le quinquina comme un tonique; c'est un remède *contro-stimulant :* et en effet, ces Messieurs paraissent l'employer avec succès dans les maladies les plus franchement inflammatoires (voyez

Gazette médicale de Paris, 1838, pag. 566); mais je m'arrête là, car la discussion de cette opinion m'entraînerait trop loin de mon sujet.

L'hydropisie suite de fièvre intermittente coexiste souvent avec l'engorgement de la rate, qui accompagne si fréquemment ces maladies. J'ai déjà eu l'occasion de m'expliquer sur l'indépendance absolue où je crois que ces deux produits de la fièvre sont l'un de l'autre. Cette circonstance, quoique ajoutant un degré de plus à la gravité de la maladie, ne modifiera donc en rien les indications; splénocèle et épanchement, résultats d'une même cause, céderont à la même médication. J'ai déjà dit les succès que M. Bailly avait obtenus de l'emploi du sulfate de quinine dans le traitement du premier; on ne peut y comparer que ceux que Strack a remportés de l'usage du quinquina dans celui de l'hydropisie. En présence de ces faits cliniques d'une si haute importance, on me pardonnera de négliger la discussion soulevée dans la Gazette médicale de 1833, par M. Piorry qui prétendait établir le siége de la fièvre intermittente dans la rate, en se fondant sur ce que l'engorgement de cet organe précédait toujours le premier accès, ou au moins se manifestait en même temps. M. Nepple et d'autres praticiens lui ont répondu victorieusement, ce me semble, et ont parfaitement établi que la fièvre était cause et non effet de cet engorgement. D'ailleurs, mon sujet se bornant aux hydropisies suites de fièvres intermittentes, ce serait en sortir que d'entrer dans la question de l'obstruction des viscères à la suite de ces mêmes fièvres.

L'hydropisie qui nous occupe débute en général par les extrémités, avant d'atteindre les cavités abdominale et thorachique. Cela devait être, puisqu'elle dépend d'une altération des fonctions circulatoires, et l'on sait que les altérations organiques locales peuvent seules produire des épanchements dans les cavités avant que le tissu cellulaire extérieur ait commencé à s'infiltrer. Du reste, cette hydropisie présente les mêmes caractères que toutes les autres : aussi, lorsque la fièvre productrice a cessé, son diagnostic est-il une chose très-difficile ; car il ne suffit pas de savoir qu'il y a un épanchement, il faut encore reconnaître la cause qui l'a produit ; et tout ce Mémoire n'a eu pour but que de démontrer, qu'attaquer cette hydropisie par les moyens diurétiques ordinaires sans les associer au fébrifuge, c'est tenter une cure dans laquelle on est sûr d'avance de ne pas réussir. L'insuccès de ces moyens amènera d'ailleurs le praticien attentif à rectifier son diagnostic ; il portera à faire les expériences nécessaires pour reconnaître la présence de l'albumine dans l'urine, circonstance que l'on sait être le signe pathognomonique d'une maladie particulière des reins, nouvellement décrite par le docteur Bright ; et si l'absence de ce signe ne permet pas de penser que cette dernière maladie existe, et qu'on puisse lui rapporter l'hydropisie, il ne restera plus qu'à renouveler ses interrogations d'une manière plus précise sur les maladies antérieures du sujet, sur son état de santé habituelle, sur les lieux qu'il a habités. Un funeste préjugé des malheureux Bressans leur fait souvent affirmer qu'ils n'ont jamais été malades, quoiqu'ils aient eu fréquemment la fièvre; pour eux, la fièvre n'est pas une maladie: hélas ! elle est cent fois pire, car c'est à cette funeste cause que sont dus la faiblesse de leur constitution, leur langueur habituelle, et les caractères scrofuleux qui prédominent par-dessus tout dans leur économie.

Le traitement est simple, une fois la cause connue; le quinquina en fait la base. Nous avons déjà vu que Strack employait l'écorce du Pérou en substance, et j'ai dit les raisons qui me feraient préférer son administration, ou celle de son extrait, à celle des sels de quinine. « Cette espèce d'hydropisie, dit Strack, se « guérit ordinairement par la voie des urines (ce qui « est digne de remarque), et dans les vingt-quatre « heures il s'en éeoule au moins seize livres et quel- « quefois vingt; mais cela n'a pas lieu dès qu'on donne « l'écorce du Pérou, ni dès que la fièvre a diminué « d'intensité, *mais seulement lorsque la fièvre est « complétement guérie*. Le caractère des urines varie « ordinairement de cette manière : d'abord troubles, « elles deviennent transparentes, puis limpides et « aqueuses ; et une fois que la guérison de la fièvre « a fait cesser l'abattement des forces, leur abon- « dance devient telle, que l'hydropisie s'écoule avec « elles...... Quelquefois une légère douleur précède « l'apparition des urines, et annonce qu'elles ne tar- « deront pas à se montrer, etc. »

M. Martin le jeune préfère associer le quinquina aux purgatifs ; cette combinaison lui a toujours réussi. Je ne doute pas qu'uni à des diurétiques, il ne convînt également. Sans le quinquina, aucune classe de médicaments ne réussira; avec lui, toutes auront du succès : tant il est vrai que le quinquina est le seul qui agisse; et je ne sais si, dans un cas semblable, je ne préférerais pas imiter Strack et le donner seul : les nombreux succès qu'il a obtenus, et que j'ai relatés, me seraient garants d'un succès semblable.

CONCLUSION.

Quelques amis, à l'avis éclairé desquels j'ai soumis mon travail, m'ont reproché, quoique avec une extrême bienveillance, d'en avoir puisé les bases beaucoup plus chez les anciens que chez les modernes; ils eussent désiré y trouver des observations plus nombreuses et plus récentes que celles que j'y ai insérées, et surtout y voir rapportées les opinions de la plupart des pyrétologistes et des auteurs qui ont pu écrire récemment sur cette matière. La réponse que je leur ai faite préviendra, je l'espère, la même objection de la part de ceux qui seraient tentés de me la renouveler.

Si je n'ai pas cité un plus grand nombre d'auteurs, c'est que dans la plupart de ceux que j'ai consultés je n'ai pas trouvé la moindre chose qui eût rapport à mon sujet. Ainsi, parmi les pyrétologistes, Selle, Grant, Baumes, Grimaud, Nauche, Boisseau, ne disent rien des hydropisies suites de fièvres intermittentes. J'avais cru être plus heureux en ouvrant le Traité des fièvres intermittentes de M. Bailly, mais je n'y ai pas vu un seul mot sur une suite si fréquente de maladies, à la description desquelles il a consacré un gros volume. Les œuvres de Sydenham, Stoll, Cullen ne m'ont pu fournir aucuns matériaux; j'ai consigné le peu que dit Sydenham sur l'enflure qui suit les fièvres; Stoll (1) ni Cullen n'en disent pas un mot: seulement, le commentateur de ce dernier, Bosquillon, classant, dans une fort longue note, les différentes espèces d'anasarque en plusieurs genres, range parmi celles produites par faiblesses, *l'anasarque qui succède aux fièvres, telle que la fièvre intermittente.* (Eléments de médecine pratique de Cullen, traduits par Bosquillon, tom. III, pag. 277.)

Parmi les Dictionnaires, celui des sciences médicales est muet sur ce point; dans celui de médecine et de chirurgie pratique, M. Bouilland, auteur de l'article *fièvre intermittente*, cite les congestions séreuses, tant à l'extérieur qu'à l'intérieur (œdème, ascite), parmi les accidents suites de fièvres intermittentes, et n'en reparle plus. M. Littré, auteur du même article, dans la 2me édition du Dictionnaire de médecine ou Répertoire général des sciences médicales, s'étend beaucoup plus sur ce sujet; il parle du mémoire de Strack, il en analyse les principes, et s'accorde parfaitement avec lui sur l'emploi du quinquina dans ces hydropisies; mais après avoir consacré à peine deux pages à ce point thérapeutique, il passe outre, et poursuit son sujet : on voit que je n'ai pas pu tirer grand parti de son article.

Quant aux observations, je sais bien que je n'ai pas épuisé tous les recueils où j'aurais peut-être pu en trouver; cependant j'ai feuilleté le *Sepulchretum* de Bonnet, le grand ouvrage de Morgagni, *De sedi-*

(1) Voyez la note II.

bus et causis morborum, les observations que Morton a consignées dans le chapitre des fièvres intermittentes (Morton, *opera omnia*, tom. I, chap. IX); et parmi les modernes, la Clinique médicale de M. Andral; enfin, outre le Journal de médecine militaire et le Journal complémentaire des sciences médicales, où j'ai recueilli des matériaux, j'ai consulté l'ancien Journal de médecine et de pharmacie, rédigé par Roux, et dont la collection s'étend de 1769 à 1792; et enfin, la collection de la Gazette médicale de Paris, à partir de 1831 : et je n'ai trouvé aucun fait de la nature de ceux que je cherchais.

Que conclure de tout cela? que les cas d'hydropisies suites de fièvres intermittentes sont rares? je ne le crois pas. Le peu d'auteurs qui m'en ont fourni des observations en avaient, pour la plupart, plusieurs réunies ensemble : Strack en a recueilli sept dans un laps de cinq ans, de 1748 à 1753; sa huitième observation est de 1761 : celles que j'ai empruntées à M. Gérard sont de 1783 et 1784. J'ai dit que M. Martin le jeune avait pu observer une dizaine de cas; ne suis-je pas autorisé à croire que le nombre des observations de ce genre serait bien plus grand si l'attention des auteurs avait été fixée sur ce point? mais je suis convaincu que beaucoup ont dû passer inaperçues. Des hydropisies ont été observées; mais les antécédents des malades étant ignorés, ou la liaison qui existait entre les fièvres intermittentes qu'ils accusaient et la maladie qu'ils présentaient actuellement étant inconnue, on a rattaché celle-ci à toute autre cause, et ces faits ont été perdus pour la science.

Puisse cet opuscule amener l'attention des praticiens sur un point aussi important de la pathologie (1) ! Si j'ai pu les convaincre de la dépendance absolue où l'hydropisie est de la fièvre qui l'a produite, et de l'urgence qu'il y a à combattre celle-ci pour voir disparaître l'épanchement, j'aurai contribué à sauver quelques-uns de mes semblables d'une cause de mort que je crois être bien fréquente, et j'y aurai trouvé la récompense la plus noble que je pusse ambitionner.

(1) Voyez la note III.

NOTES.

Note I. (Pag. 28.) J'aurais peut-être dû joindre à ces observations d'hydropisies suites de fièvres intermittentes guéries par le quinquina, le fait suivant que Sauvages rapporte d'après Werlhoff, dans sa Nosologie méthodique, à l'article *ascite causée par la fièvre quarte* (tom. III, pag. 330). « Une femme sujette « à une fièvre quarte depuis deux ans, était devenue presque depuis ce temps « insensiblement ascitique, et était affligée de la suppression de ses règles, et « d'une dysurie accompagnée d'une urine lixivielle ; les jambes, les cuisses et le « dos étaient œdémateux, la face était enflée, la respiration difficile, et il y avait « lassitude : l'hydropisie et la fièvre résistaient à tous les secours. Werlhoff « prescrivit trois fois, le matin avant l'accès de l'après-midi, une once et « demie de vin émétique qui fit diminuer d'une manière surprenante l'en- « flure du ventre ; à la fin de l'accès arrivait une sueur. Il prescrivit ensuite « un électuaire fait avec le quinquina, la racine d'*Enula*, le sel ammoniac, « le vitriol de mars et le rob de genièvre. Toutes choses allèrent mieux. En- « suite, la malade fut purgée avec quatre onces d'iris vulgaire macéré dans « l'eau de fenouil et exprimé avec un peu de sucre. »

Ce qui m'a fait rejeter cette observation dans une note, c'est qu'elle manque de détails suffisants pour être tout à fait concluante. Ainsi : 1° quel était le type de la fièvre lorsque Werlhoff en entreprit le traitement ? Probablement il n'était plus quarte, puisque l'auteur administra trois fois, le matin avant l'accès de l'après-midi, du vin émétique : l'indication de l'heure de l'accès n'autorise-t-elle pas à penser que celle-ci était devenue quotidienne ? mais ce n'est là qu'un simple soupçon. 2° Le vin émétique *fit diminuer d'une manière surprenante l'enflure du ventre*. Cet effet fut-il le résultat de la cessation de la fièvre ? silence encore sur ce point. Il me paraît douteux que l'enflure ait pu diminuer sans que la fièvre ait été coupée ; et si elle l'a été, l'émétique a agi dans ce cas comme il agit dans la potion du docteur Peysson : nouvelle preuve que l'hydropisie suite de fièvres intermittentes ne peut céder qu'à des médicaments capables d'agir sur le principe même de la fièvre productrice. 3° Enfin, quelle raison a porté l'auteur à remplacer le vin émétique, qui avait produit un si bon effet, par un électuaire où le quinquina est associé à plusieurs autres substances bien capables, par leur énergie, de masquer sinon de contrarier son action ? C'est encore là une question que le récit de Sauvages laisse sans réponse.

Notons néanmoins que si cette histoire est trop incomplète pour faire autorité, du moins elle ne contredit nullement mes principes, qui trouvent au contraire une nouvelle et imposante confirmation dans ces mots dont Sauvages la fait suivre : « *Francus*, *Boecler*, *Brunner*, *Alex. Camerarius*, louent le « quinquina dans cette espèce d'ascite. »

Note II. (Pag. 59.) On ne trouve dans Stoll, sur le sujet qui nous occupe, que la phrase suivante : « Nous attaquâmes quelques fièvres quartes d'abord avec les « dissolvants, la décoction de chiendent, de chicorée et les sels neutres, puis « avec le quinquina lorsqu'elles prenaient de l'accroissement *et que l'hydropisie « menaçait.* » (Médecine pratique de Stoll, traduction de Terrier. — Ephémérides de l'année 1779, tom. III, pag. 142.) Ce passage prouve bien que Stoll a entrevu cette suite encore assez fréquente de la fièvre intermittente, et qu'il cherchait à la prévenir en combattant le principe même de la fièvre par le quinquina ; mais il me semble que je n'en suis pas moins autorisé à dire que Stoll ne parle pas des hydropisies suites de fièvres intermittentes.

Note III. (Pag. 61.) Par un heureux et singulier hasard, au moment où j'exprimais ce vœu, l'attention des praticiens était appelée sur la même question par M. le docteur Dassit, de Confolens (Charente). Ce médecin a inséré dans la livraison du 28 février 1839, du Bulletin général de thérapeutique (tom. XVI), un article intitulé : *De l'utilité du sulfate de quinine dans les hydropisies consécutives aux fièvres intermittentes ;* article dont je dois la connaissance à l'obligeance de mon confrère et ami le docteur Rérolle, qui a bien voulu me le communiquer alors que ce Mémoire était déjà sous presse.

Après avoir établi que toutes les hydropisies ne dépendent pas d'une lésion matérielle de nos organes, M. Dassit rapporte trois observations vraiment remarquables par leur analogie complète avec celles que j'ai réunies dans ce travail : je vais les analyser succinctement.

Dans la première observation, il s'agit d'un jeune homme de 23 ans qui avait une fièvre tierce depuis un mois, lorsqu'il se décida à prendre du sulfate de quinine qui coupa la fièvre ; mais celle-ci reparut de nouveau quelques jours après, et disparut au bout d'un certain temps, sans qu'aucun médicament eût été administré. Un œdème se manifesta d'abord aux malléoles, s'étendit promptement jusqu'aux cuisses, puis aux membres supérieurs et à la face ; il y avait orthopnée, le ventre était volumineux. M. Dassit applique des vésicatoires, prescrit des tisanes édulcorées avec le sirop de pointes d'asperges, des pilules de calomélas, de scille et de digitale, auxquelles il fait succéder plus tard des pilules de calomélas et de gomme-gutte; le tout sans succès. M. Dassit était sur le point de pratiquer la paracentèse, lorsque, remarquant qu'il y avait une exacerbation tous les soirs, il songea à administrer le sulfate de quinine. Dès le lendemain, les urines furent plus abondantes ; le troisième jour, le ventre avait déjà diminué ; au huitième, la guérison était complète.

Dans les deux autres observations il s'agit d'hydropiques ayant eu des fièvres intermittentes qui avaient duré chez l'un cinq mois, chez l'autre dix-huit mois, sans qu'elles eussent été traitées. M. Dassit, ne pouvant rattacher les hydropisies de ces malades à la lésion matérielle d'aucun organe, eut l'idée de leur administrer du sulfate de quinine, et obtint une guérison complète en huit jours chez l'un et en dix jours chez l'autre.

M. Dassit livre ces trois observations aux méditations des praticiens, sans songer à les rattacher à aucune théorie. « Ces faits ne sont peut-être pas suffi-« sants, dit-il, pour pouvoir tirer des conclusions thérapeutiques ; mais c'est « déjà beaucoup, à notre avis, d'avoir rappelé aux praticiens que certaines « hydropisies consécutives aux fièvres intermittentes réclament un traitement « identique à ces fièvres périodiques. » Les réflexions de M. Dassit sont très-judicieuses, et je me félicite sincèrement de les trouver si bien en rapport avec le principe que tout ce Mémoire a eu pour but de démontrer.

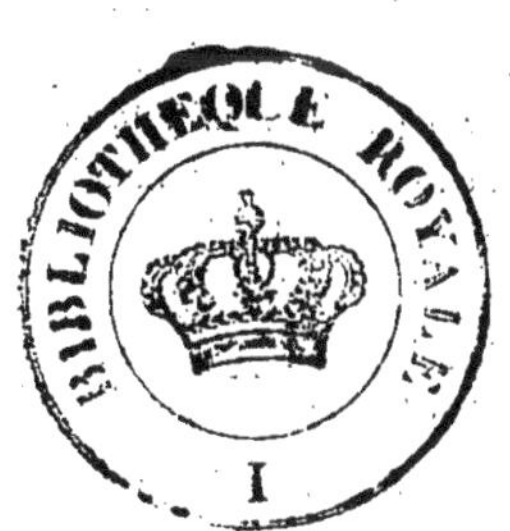

www.ingramcontent.com/pod-product-compliance
Ingram Content Group UK Ltd.
Pitfield, Milton Keynes, MK11 3LW, UK
UKHW021146230726
13926UKWH00002B/955